CONSIDÉRATIONS PRATIQUES

SUR LES

MALADIES SCROFULEUSES

ET LEUR TRAITEMENT.

Paris. — Imprimerie de Bourgogne et Martinet, rue Jacob, 30.

CONSIDÉRATIONS PRATIQUES

SUR LES

MALADIES SCROFULEUSES

ET LEUR TRAITEMENT

PAR LES

PRÉPARATIONS D'OR,

PAR

le docteur **Duhamel**,

Membre de la Société de médecine pratique, de la Société protestante, etc.

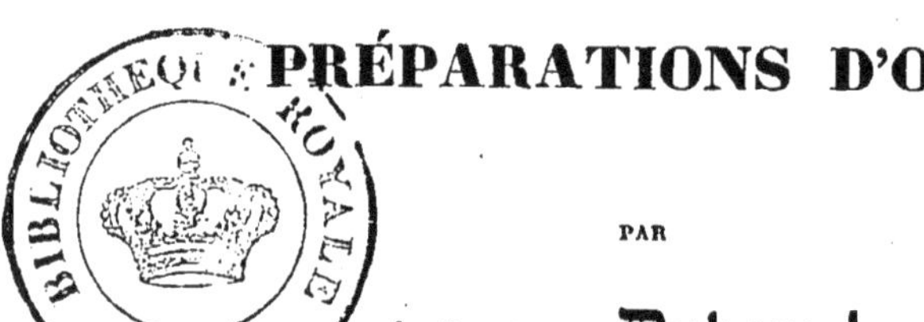

PARIS,

CHEZ J.-B. BAILLIÈRE, LIBRAIRE,

RUE DE L'ÉCOLE-DE-MÉDECINE, 17 bis.

1839.

A MONSIEUR

LE DOCTEUR A. LEGRAND.

MON AMI,

Depuis long-temps, je veux t'annoncer que je désire publier moi-même les observations que j'ai pu recueillir sur les affections scrofuleuses, dans lesquelles l'or a eu des résultats merveilleux, et cela, moins dans mon intérêt que dans celui des préparations aurifères, auxquelles tu as voué, avec raison, une espèce de culte. Il me semble, en effet, que si tous les médecins publiaient séparément les résultats favorables qu'ils en ont obtenus, la méthode aurifère en retirerait plus d'avantages que si ces mêmes observations étaient toujours publiées par le même praticien.

Comme c'est à toi que revient la gloire de mes succès, et par l'insistance que tu n'as cessé de mettre pour m'engager à essayer de ces moyens, et surtout par l'obligeance que tu as apportée à m'aider de tes conseils, je te demanderai de te dédier ce travail comme un témoignage de ma reconnaissance.

Ton ami dévoué,

DUHAMEL.

AVANT-PROPOS.

En livrant à la publicité le fruit des observations que
j'ai faites, depuis quelques années, sur un traitement
employé par un bien petit nombre de médecins de la
capitale contre une des maladies les plus communes et
les plus graves qui affligent l'espèce humaine, je n'ai
point la prétention de donner un traité *ex professo* sur
les maladies scrofuleuses ; je n'ai ni assez de temps ni
assez d'habitude d'écrire pour me livrer à un semblable
travail. Je crois cependant faire une chose utile à l'hu-
manité en publiant des faits, très concluants, en faveur
des préparations aurifères ; préparations peu connues de
beaucoup de médecins et mal appréciées par quelques

uns. Ce travail doit corroborer les écrits publiés par M. Chrestien de Montpellier, et surtout ceux de mon excellent ami le docteur A. Legrand, qui a d'abord publié, en 1828, un ouvrage riche de faits sur l'emploi de l'or dans la syphilis (1), et tout récemment un premier mémoire sur l'application de la méthode aurifère au traitement des scrofules (2).

Mon intention première était de ne publier que des observations de scrofules, traitées par les préparations d'or; mais j'ai cru devoir les faire précéder d'une description succincte de cette maladie, description dont j'ai puisé les éléments dans les faits nombreux que j'ai observés, et non dans les divers auteurs qui ont écrit sur cette matière.

J'ai cru devoir comprendre parmi les maladies scrofuleuses une affection que la plupart des auteurs décrivent séparément, je veux parler des *tumeurs blanches*, qui ont si souvent (chez les enfants surtout) une origine scrofuleuse. Le gonflement du périoste, celui des os, la carie de ces derniers, tous ces symptômes n'appartien-

(1) DE L'OR, de préférence au mercure, dans le traitement de la syphilis récente et invétérée, par le docteur A. Legrand. 1 vol. in-8.

(2) DE L'OR dans le traitement des scrofules, par le même. —Broch. in-8.

Ces deux ouvrages se trouvent à Paris chez J.-B. Baillière, libraire, rue de l'École-de-Médecine, 17 bis.

nent-ils pas à ce genre de maladie? Pourquoi voudrait-on les en éloigner? parce qu'ils se manifestent dans la contiguïté des mêmes os? C'est, il me semble, vouloir séparer des choses qui, par leur nature, ne doivent pas l'être. Aussi ne saurais-je approuver qu'on rassemble dans un même cadre et sous le nom générique de *tumeurs blanches*, des affections qui diffèrent autant entre elles que des maladies des articulations, qui reconnaissent une cause scrofuleuse ou une cause rhumatismale. En effet, il n'existe entre ces deux maladies que de faibles rapports de symptômes, mais il n'en existe aucun pour les causes, pour le traitement et pour la marche. La *tumeur blanche scrofuleuse*, qui est si commune, cause bien souvent des collections purulentes et détermine la carie des extrémités articulaires des os, mais ne produit, que très rarement du moins, des collections dans la poche synoviale, tandis que ces collections caractérisent la *tumeur blanche rhumatismale*. Aussi je ne pense pas que le siége primitif de ces deux affections soit le même. Dans la première, c'est plutôt l'extrémité des os qui est d'abord malade, tandis que dans la seconde ce sont les parties fibreuses, ligamenteuses, et surtout la membrane synoviale, qui sont atteintes les premières. L'analogie d'ailleurs est ici d'accord avec les faits. — Quel est le siége du rhumatisme? les systèmes musculaire, fibreux, ligamenteux, séreux... Aussi n'est-il pas rare de voir disparaître un rhumatisme musculaire, mais surtout articulaire, pour être remplacé par une pleurésie, une péricardite, une arachnitis, ou mieux une méningite, tandis que la tumeur blanche scrofuleuse n'offre jamais de métastase de ce genre.

MALADIES SCROFULEUSES

ET LEUR TRAITEMENT

PAR LES PRÉPARATIONS D'OR.

DÉFINITION.

Les scrofules sont une maladie du système lymphatique, caractérisée le plus ordinairement par le gonflement et la suppuration des ganglions lymphatiques du cou, assez rarement des autres régions du corps; par le gonflement et même la carie des os, par des ulcérations superficielles de la peau. Toutes ces altérations présentent une marche très lente et incessamment progressive.

En recherchant les causes des scrofules, et en traçant le tableau des symptômes qui les caractérisent, nous réussirons sans doute mieux à donner une idée complète de cette maladie, dont le diagnostic est généralement facile et le pronostic souvent fâcheux.

CAUSES.

Les causes des scrofules sont très nombreuses; nous mettrons au premier rang la négligence des soins hygiéniques. L'air humide, non renouvelé, que les enfants respirent, en est aussi une des plus fréquentes, et j'ai remarqué que cette maladie se rencontre plus souvent dans les cités populeuses que dans la campagne; dans les quartiers bas, humides, qui avoisinent les rivières, dans les rues étroites, percées du levant au couchant, formées d'une double rangée de maisons élevées, qui ne sont, par conséquent, presque jamais éclairées par le soleil et où l'air se renouvelle toujours incomplétement. Aussi ai-je remarqué, pour Paris, combien cette funeste maladie est commune dans les quartiers malsains, aux abords de la Cité, de la place Maubert, dans les petites rues du quartier des Lombards. Mon ami, le docteur Legrand, a cependant rencontré cette affection assez fréquemment dans des localités beaucoup mieux situées; c'est ainsi qu'il a vu quelques scrofuleux à Passy (Seine), qui ne se trouve pas dans les conditions assignées plus haut. Le voisinage de la Seine aurait-il là quelque influence? Des expériences directes, faites sur les animaux, ont démontré que la privation d'un air suffisamment renouvelé détermine la formation de tubercules dans les poumons, maladie qui a tant d'analogie avec les scrofules, et que nous voyons aussi fréquemment se développer chez les vaches de Paris, où elles vivent continuellement renfermées, en trop grand nombre, dans des écuries fort étroites et mal aérées.

Les scrofules sont endémiques dans certaines localités qui présentent les conditions hygiéniques indiquées
plus haut. Certaines contrées de la Suisse, le Valais par
exemple, l'Angleterre, quelques parties de la Russie, les
Pays-Bas, et en général les régions tempérées et humides, et mieux encore froides et humides, fourmillent de
scrofuleux. On trouve encore ici de l'analogie entre le
développement des scrofules et celui des tubercules pulmonaires, qui naissent si souvent par la transition d'un
climat chaud et sec à un climat froid et humide. Les
variations brusques de température n'influent pas moins
sur le développement et la marche de cette dernière
maladie. Cette influence est telle, que souvent l'affection
tuberculeuse s'arrête, et affecte même une marche ré-
trograde par le seul changement de localité. Les maladies scrofuleuses offrent les mêmes modifications et sont
soumises aux mêmes influences.

Les aliments de mauvaise qualité ou seulement peu
nutritifs sont aussi causes de cette maladie ; mais je dois
faire remarquer que cette condition se rencontre très
souvent associée à celles que nous venons d'examiner
et qui me paraissent avoir une influence beaucoup plus
marquée ; de sorte qu'il est difficile de distinguer la part
que chacune d'elles prend dans le développement des
scrofules.

Les boissons non fermentées ou celles qui contiennent peu d'alcool, telles que le cidre, etc., exercent encore
sur l'économie une action défavorable.

La malpropreté, l'usage de vêtements peu chauds peuvent encore contribuer au développement des scrofules.
Aussi est-ce surtout dans les classes peu aisées de la so-

ciété qu'on rencontre le plus fréquemment cette maladie et qu'elle s'y montre sous ses formes les plus graves.

Parmi les causes des scrofules, des auteurs très re-
commandables ont fait jouer à l'hérédité un rôle très
important. Mais si on veut se donner la peine d'examiner attentivement les parents des scrofuleux, on remar-
quera qu'ils ne présentent souvent aucun des caractères
d'une constitution scrofuleuse, et qu'ils jouissent pour
la plupart d'une santé parfaite. S'il m'est arrivé assez
rarement de ne pas trouver dans des familles qui comp-
taient un ou plusieurs scrofuleux tandis que d'autres
enfants portaient des dartres, des parents affligés de
l'une ou l'autre façon, j'ai cependant eu aussi l'occasion
de donner des soins à plusieurs enfants d'une seule famille, tous affectés de scrofules, sans que cette maladie
provînt des parents, qui étaient sains et d'une bonne
constitution. Dans ces cas doit-on rechercher chez le
père une maladie syphilitique ancienne, qui se serait
transmise dégénérée, de manière à produire les scrofules? C'est là une hypothèse toute gratuite; car comment expliquerait-on cette transmission du père aux
enfants, lorsqu'un seul des membres de cette même famille se trouve atteint du vice strumeux? Disons donc,
car l'expérience nous l'apprend, que cette maladie peut
se développer au milieu de la santé la plus belle en appa-
rence, et sans cause manifeste appréciable.

Quoique ce soit dans l'âge de l'enfance que les scrofules se montrent le plus souvent, ce n'est cependant
pas le seul qui ait ce triste privilége, et quelquefois cette
maladie apparaît après la puberté et même dans un âge
avancé. J'ai déjà pu en constater le développement tardif

chez des personnes de vingt, trente et même quarante ans. Alors la maladie est beaucoup plus difficile à guérir et reste rebelle à nos moyens thérapeutiques.

C'est ordinairement de six mois à un an, et jusqu'à l'âge de la puberté, que se manifeste cette maladie ; mais c'est de deux à sept ans qu'elle se développe le plus souvent.

Les enfants des deux sexes y paraissent également disposés ; et il en doit être ainsi, puisqu'à cette époque de la vie la différence des sexes exerce sur la constitution une bien faible influence.

On a, avec raison, beaucoup parlé d'une certaine constitution molle, lymphatique et dans laquelle le système sanguin paraît peu développé, comme prédisposant à la maladie strumeuse. Quelques auteurs, au contraire, nient son influence sur sa production, quoiqu'on puisse dire que cette constitution en est une prédisposition telle, que la moindre cause fera éclater cette horrible maladie. Les enfants ainsi constitués ont la peau fine, transparente, rosée, comme infiltrée ; ils ont les lèvres épaisses, gonflées, fendillées, s'enflammant facilement, souvent recouvertes de petites pellicules qui, si on les arrache, donnent lieu à un léger suintement sanguin ; ordinairement les yeux bleus, les pupilles dilatées ; leurs paupières sont toujours gonflées, rougeâtres sur les bords, couvertes de chassie ; ces enfants sont encore sujets aux éruptions *croûteuses* du cuir chevelu, du derrière des oreilles ; ils ont beaucoup d'embonpoint, peu d'agileté et de force. Le cerveau est ordinairement très développé, et leur intelligence semble être en proportion de la capacité crânienne.

Les blessures deviennent quelquefois chez les enfants et les adultes la cause déterminante de scrofules ; mais il faut admettre que le germe de cette maladie existait chez ces individus depuis plus ou moins de temps, qu'il y demeurait comme assoupi ; car comment se rendre compte du développement de ces ulcères scrofuleux, incurables, faisant incessamment des progrès, et finissant quelquefois par déterminer la mort, comme j'en ai vu des exemples ? N'est-ce pas d'ailleurs souvent sous l'influence d'une semblable cause que l'on voit naître et s'accroître les tumeurs blanches, qui ne doivent point être séparées des autres symptômes de cette affreuse maladie ?

J'aborderai maintenant une question fort ardue, celle de la modification constitutionnelle qui donne lieu au développement des scrofules : Faut-il admettre l'existence d'un virus ou au moins d'un vice scrofuleux ? Je serais disposé à admettre, sinon un vice scrofuleux, au moins quelque chose d'analogue qu'on peut appeler *diathèse scrofuleuse*. En effet, quoiqu'un grand nombre d'observateurs aient cherché, sans avoir pu jusqu'alors y réussir, à transmettre la maladie scrofuleuse par voie d'inoculation d'un individu malade à un individu sain, comme on le fait si facilement pour la syphilis, la variole, etc., il faut cependant bien admettre que les liquides aussi bien et plus que les solides sont viciés dans cette affection, qui n'est nullement contagieuse. Ainsi, tous les jours on voit des enfants scrofuleux vivre continuellement et même coucher avec des individus sains, sans que ces derniers éprouvent le plus léger symptôme de la même maladie. La non-contagion semble encore prouvée par l'inoculation du pus provenant d'ulcères sur des plaies récentes ou par l'injection de cette matière dans les veines. On a mélangé du pus scrofuleux avec du vaccin pour inoculer de jeunes enfants; la vaccine a suivi une marche régulière, sans que les enfants soumis à l'expérience aient été jamais atteints de scrofules.

De ce qui précède, pourrait-on inférer qu'on peut impunément laisser allaiter un enfant sain par une nourrice scrofuleuse, actuellement ou qui aurait été atteinte dans son enfance de cette maladie? je ne le pense pas; je crois, au contraire, qu'une mère atteinte de scrofules doit s'abstenir d'allaiter son enfant pour le confier à une nourrice d'une très forte et très bonne constitution et placée dans les circonstances hygiéniques les plus favorables, afin d'imprimer à l'économie de cet être, si frêle encore, une modification heureuse, qui puisse le préserver d'une maladie semblable à celle qui a tourmenté ou tourmente encore celle qui lui a donné le jour.

SYMPTOMES.

Les symptômes des scrofules varient suivant les tissus sur lesquels cette maladie porte son action; ainsi nous allons les examiner successivement : à la peau, aux membranes muqueuses, au tissu cellulaire, aux ganglions, au système osseux.

1° *Système cutané.* — On remarque quelquefois des indurations qui ont leur siége le plus ordinairement sur les membres, sur le tronc, et qui sont d'une forme oblongue ou arrondie, d'un petit volume ; elles sont parfois

2

en assez grand nombre et disséminées sur diverses parties du corps. Ces tumeurs restent quelquefois stationnaires, rarement elles se terminent par résolution ; le plus souvent elles deviennent rouges, douloureuses, se ramollissent, et finissent par s'ouvrir et donner issue à une petite quantité d'un liquide séreux, jaunâtre, quelquefois sanguinolent ; elles produisent des ulcérations superficielles, sans altération du tissu cellulaire sous-cutané, à bords irréguliers, laissant suinter une eau presque limpide, peu colorée, d'une odeur fade, nauséabonde, qui, en se desséchant, donne lieu à la formation de croûtes jaunâtres, présentant une singulière tendance à s'étendre, et laissant après leur cicatrisation une altération de la peau fort remarquable et assez analogue à la cicatrice des brûlures qui ont intéressé les couches superficielles de la peau. Ces ulcérations présentent encore cette particularité, d'être nombreuses, peu étendues chacune, et laissant entre elles des portions de peau saine. La guérison de ces ulcérations est extrêmement difficile à obtenir, et elles ont une tendance continuelle à gagner sur les parties saines.

2° *Système muqueux.* — Les membranes muqueuses sont aussi quelquefois le siége d'ulcérations peu étendues, peu profondes et qui ont beaucoup de ressemblance avec celles de la peau. L'analogie qui existe entre ces deux tissus, qui ne sont réellement que la continuation l'un de l'autre, doit nous faire préjuger que leurs maladies affecteront souvent des formes semblables. Aussi rencontre-t-on souvent les ulcérations déjà décrites à l'origine des membranes muqueuses, là où elles cessent d'être la peau. C'est particulièrement à l'entrée des fosses nasales qu'elles se montrent, et elles y donnent aussi lieu à un léger suintement; celui-ci, en se desséchant, forme une croûte qui, au bout de quelques jours, tombe et est remplacée par une nouvelle. Au moindre attouchement ces petits ulcères laissent échapper un peu de sang qui colore la croûte qui va se former : ils ne présentent pas, comme à la peau, cette tendance à se propager; on les voit, au contraire, rester quelquefois des années dans le même état et dans le même lieu. Ces ulcérations présentent aussi cette fâcheuse ressemblance avec celle de la peau, de guérir très difficilement, et même, une fois guéries, de récidiver avec la plus grande facilité.

3° Le *tissu cellulaire* sous-cutané est quelquefois affecté secondairement, d'autres fois primitivement; dans le premier cas le tissu cutané présente une ulcération qui fait des progrès en largeur et en profondeur, de manière à atteindre les couches profondes de ce tissu, puis le tissu cellulaire qui le double; dans le second cas le tissu cellulaire, soit sous-cutané soit profond, présente un léger gonflement, qui d'abord sans douleur, sans changement de couleur à la peau, ne tarde pas à prendre de l'accroissement, et parvient quelquefois à un volume très considérable; alors il se développe un peu de douleur à la pression ou dans certains mouvements, selon le lieu qu'occupe cet engorgement; bientôt la peau participe à l'inflammation peu intense qui s'y développe, elle devient légèrement rosée puis rouge; enfin, après un temps toujours assez long, elle prend une couleur violacée à mesure que la tumeur se ramollit et s'enflamme. Enfin après plusieurs mois de durée, la peau s'amincit, elle finit par se rompre et donner issue à une énorme quantité de pus mal élaboré, mêlé de flocons albumineux. Quelquefois cependant on est plus heureux, les progrès du mal sont arrêtés soit par la nature, soit, le plus souvent, par l'art; la tumeur diminue aussi lentement qu'elle a augmenté, et on peut espérer la résolution complète de ces engorgements.

Après l'ouverture, soit naturelle, soit artificielle, de ces collections purulentes, la plaie prend bientôt la forme qui caractérise les ulcères scrofuleux primitifs ou consécutifs : les bords sont amincis, arrondis, décollés; le fond est inégal, mamelonné, fongueux, grisâtre. La solution de continuité présente une profondeur quelquefois très inquiétante pour les personnes peu habituées à voir de semblables plaies qui gagnent également en largeur et laissent ordinairement échapper une énorme quantité d'un pus séreux, d'une couleur légèrement rosée, ayant une odeur nauséabonde particulière, *sui generis*. Alors ces ulcères, qui ont moins de tendance que ceux superficiels de la peau à devenir ambulants, sont douloureux, et saignent avec la plus grande facilité. La peau qui les environne prend une couleur violacée caractéristique. Les ulcères de cette nature persistent pendant des années; il arrive cependant quelquefois que la suppuration diminue ainsi que la douleur, la plaie marche lentement vers la cicatrisation; mais celle-ci une fois obtenue n'est pas toujours solide; fréquemment elle se rompt au bout d'un temps quelquefois assez long et à plusieurs reprises, avant de devenir définitive et durable.

4° Les *ganglions lymphatiques* sont dans un grand

nombre de cas le siége des maladies strumeuses, et surtout ceux du col, de l'aine et de l'aisselle, tandis que
ceux qui accompagnent les gros vaisseaux des membres
en sont rarement affectés. Chez les jeunes enfants, au
moment de la dentition ou lorsqu'ils ont au cuir chevelu cette éruption appelée vulgairement *gourmes,* ces
ganglions s'engorgent sans devenir douloureux, ou du
moins restent peu douloureux sans faire éprouver de
changement de couleur à la peau; ils roulent sous le
doigt et disparaissent avec l'affection de laquelle ils ne
sont que symptomatiques. Les choses ne se passent pas
ainsi lorsque la ganglite est tuberculeuse : alors elle
n'est précédée d'aucun des phénomènes dont nous venons de parler, ni d'aucune autre affection ayant son
siége à la tête. Les ganglions placés sur les côtés du col,
au-dessous des oreilles le plus souvent; quelquefois
ceux situés au-dessous de la branche de la mâchoire inférieure, plus rarement ceux placés à la partie antérieure, s'engorgent primitivement; ils sont d'abord peu
volumineux, isolés, puis par leur accroissement ils se
rapprochent et forment des masses considérables, iné-
gales, saillantes, arrondies, adhérentes par leur base.
Ces engorgements s'accroissent lentement, mais incessamment, et la douleur qui d'abord ne s'était point
manifestée, commence à se faire sentir; elle augmente
chaque jour; c'est alors que la peau qui les recouvre
devient rosée, puis elle rougit. A cette époque, la petite
tumeur commence à se ramollir à son centre de manière
à lui donner un aspect particulier; en effet, la circonférence de la tumeur restant dure tandis que le centre
est déjà ramolli, elle forme une espèce de godet qui va

bientôt disparaître par la fonte ou le ramollissement de cette circonférence.

La peau rougit de plus en plus, prend une couleur lie de vin, surtout au centre; la douleur n'augmente pas toujours dans les mêmes rapports, et cependant la peau qui se trouve au sommet de cette tumeur s'amincit, elle est fortement poussée au dehors par le liquide abondant qu'elle renferme; enfin elle se rompt dans une petite étendue et laisse échapper une grande quantité d'un pus séreux, mal lié, d'une couleur blanche grisâtre, d'une odeur fade et nauséabonde, et dans lequel nagent des grumeaux qui bouchent souvent l'ouverture étroite qui s'est formée : dès ce moment toute douleur cesse et la tumeur s'affaisse. Quoique la nature n'ait déterminé la rupture de cet abcès qu'à l'époque de sa plus grande maturité, on trouve cependant encore son fond et les parties environnantes dures; quelquefois même très dures; c'est alors que la plaie se convertit en ulcère, offrant souvent des trajets fistuleux d'où s'écoule chaque jour une assez grande quantité d'un pus de même nature que celui décrit précédemment. Si l'engorgement des ganglions existe depuis long-temps, l'ouverture fistuleuse fournit quelquefois une matière épaisse, blanche, assez solide, ayant la consistance et la couleur de la craie.

La suppuration de ces ulcères ou fistules persiste toujours fort long-temps, souvent des années. Le développement d'un grand nombre de ces engorgements suppurés ou non forme quelquefois une espèce de collier qui commence à la hauteur d'une oreille, passe dessous le menton pour aller rejoindre l'oreille du côté

opposé. Il arrive aussi qu'un ou plusieurs de ces engorgements deviennent de véritables tumeurs, qui acquièrent
un tel développement que la face prend une forme irrégulière et un aspect vraiment hideux. J'ai vu quelques
cas de cette nature, et je citerai le jeune homme qui
fait le sujet de l'observation XIe du mémoire publié par
mon ami le docteur A. Legrand ; il était tellement difforme qu'il a été forcé, pendant plusieurs mois, de ne
pas quitter son domicile.

D'autres fois, ces plaies suppurent peu ; alors elles se
couvrent de croûtes, et, après leur chute, elles laissent
écouler une petite quantité d'un pus plus épais, qui
devient la cause de la formation de nouvelles croûtes ;
celles-ci se renouvellent ainsi plusieurs fois en dimi-
nuant de grandeur et d'épaisseur, et finissent par être
remplacées par une cicatrice peu solide, qui souvent se
rompt, et ne finit par devenir définitive qu'après plusieurs de ces alternatives.

Les cicatrices de ces ulcères présentent un aspect
tout particulier ; elles sont déprimées, forment des brides, ayant quelque ressemblance avec celles qu'offrent
les cicatrices des brûlures graves ; elles conservent,
pendant un temps fort long, de la rougeur qui diminue
très lentement et souvent reparaît sous l'influence d'un
froid un peu vif ; du reste, ces cicatrices ne s'effacent
jamais.

5° Le *système osseux* est très souvent le siége des
scrofules ; est-il affecté primitivement ou consécutivement ? Cette question est assez difficile à résoudre ; cependant, examinons ce qui se passe lorsque la maladie
affecte la continuité des os, ou lorsqu'elle a son siége

dans leur contiguïté, et tâchons de distinguer les cas dans lesquels l'os est primitivement malade et ceux dans lesquels il l'est secondairement.

Lorsque le tissu osseux est primitivement malade, un gonflement léger, précédé pendant un temps plus ou moins long d'une douleur profonde, se manifeste au milieu d'un os long. La peau ni le tissu cellulaire sous-jacent ne paraissent point participer à ce gonflement, le premier de ces tissus n'éprouve aucun changement de couleur. Les choses restent dans cet état pendant plusieurs mois, sauf le gonflement osseux qui fait des progrès très lents. Enfin apparaît à la peau une teinte légèrement rosée, précédée du gonflement du tissu cellulaire sous jacent : alors il n'est plus possible ou au moins il est difficile de constater l'état de l'os. Ces phénomènes s'accroissent; bientôt de la fluctuation se fait sentir, et un abcès *presque chaud* se rompt et donne issue à un pus plus consistant que celui des ganglites, dont nous venons de parler. La plaie suppure long-temps, et il se fait une exfoliation sensible ou insensible du périoste et souvent des couches superficielles de l'os, dont on a pu constater l'état maladif aussitôt l'ouverture de l'abcès au moyen de la sonde qui l'a trouvé inégal, rugueux. Cette plaie se transforme souvent en un trajet fistuleux, et l'on ne peut en obtenir la cicatrisation qu'après celle du périoste et de l'os lui-même.

Je pense donc que presque toujours dans les affections de la continuité de l'os, celui-ci est affecté primitivement; ces cas si fréquents sont du reste distincts de ceux dans lesquels les ulcères de la peau et surtout du tissu cellulaire sous-jacent dénudent les os, les dissèquent, pour ainsi dire, sans les altérer; souvent alors le périoste semble se renforcer pour résister à l'action destructive du pus qui le baigne continuellement, il s'épaissit, et plus tard, lorsque la cicatrisation doit avoir lieu, il s'y développe des bourgeons charnus qui se réunissent à ceux de la peau voisine pour former une cicatrice solide.

Lorsque la maladie scrofuleuse porte son action sur une articulation, il est beaucoup plus difficile de distinguer quel est le tissu primitivement malade. Je crois encore que, dans le plus grand nombre des cas, c'est le tissu osseux qui est affecté primitivement. Cependant il arrive aussi que ce sont les tissus fibreux ou cellulaires qui sont les premiers malades, ce qui a lieu surtout quand une lésion externe vient agir comme cause déterminante; telles sont les circonstances d'une chaussure trop étroite, d'un coup ou d'une chute sur le coude ou le genou.

Au début de la maladie il existe un léger gonflement qui paraît avoir son siége dans le tissu cellulaire environnant le système fibreux de l'articulation; quelquefois même ce gonflement est borné à un point de la circonférence de cette articulation, sans changement de couleur à la peau, ni douleur : il existe seulement un peu de gêne ou de roideur dans les mouvements. Peu à peu, mais d'une manière très lente, ce gonflement gagne de proche en proche en étendue et en volume, les mouvements commencent à devenir douloureux, et surtout à perdre de leur étendue, mais encore jusque là la douleur ne se fait sentir que lorsqu'on imprime des mouvements à cette articulation ou que le malade en fait exécuter spontanément. Tous ces phénomènes vont en augmentant; la peau, qui jusqu'alors était restée dans son état naturel, commence à se colorer en rose, elle devient douloureuse à la pression, l'articulation reste dans un état de demi-flexion qui met dans le relâchement les muscles et les ligaments. Le gonflement devient considérable quelquefois au point de doubler et même tripler le volume normal de la partie malade. Les douleurs deviennent continuelles et augmentent chaque jour d'intensité, et le plus léger mouvement du membre ou le moindre choc qu'il reçoit arrache des plaintes au malade, trouble son sommeil; aussi voit-on qu'il commence alors à dépérir. La nutrition est altérée dans le membre, qui perd de son volume et s'atrophie; ce phénomène fait encore paraître l'articulation plus volumineuse qu'elle n'est en réalité. Il arrive assez souvent, lorsque la maladie a son siége dans l'articulation coxo-fémorale, que la douleur se fait sentir dans l'articulation du genou, tandis qu'elle est presque nulle dans celle réellement malade : cette circonstance en a quelquefois imposé sur le véritable siége du mal. Une ou plusieurs collections se forment sur certains points de l'articulation. L'extrémité inférieure du membre malade s'infiltre par l'empêchement que la circulation éprouve dans l'articulation malade, les veines deviennent variqueuses. Le membre est violacé, la vie y est moins active; aussi existe-t-il une diminution de la chaleur, le malade se plaint d'une sensation fort incommode de froid, qui l'oblige à couvrir cette partie de laine. Les glandes que

traversent les vaisseaux absorbants, qui prennent naissance dans les parties affectées, s'engorgent. Quelquefois
les extrémités articulaires abandonnent leurs rapports
naturels pour en contracter de nouveaux ; ainsi à la
hanche, la tête du fémur abandonne la cavité cotyloïde
pour se placer sur l'os des iles. La douleur augmente
dans la partie malade, bientôt elle devient intolérable,
le frisson paraît chaque soir, quelquefois dans la journée, la fièvre est continue, l'appétit se perd ainsi que la
gaieté, jusqu'à ce qu'enfin la nature ou l'art vienne donner issue au pus qui est rassemblé dans un ou plusieurs
foyers. Aussitôt cette ouverture, le malade éprouve un
soulagement marqué ; le pus qui s'écoule, quoique
moins séreux que celui des ganglites, est encore de
mauvaise nature ; il contient aussi une grande quantité
de flocons albumineux. A moins que ces abcès n'aient
été ouverts largement au moyen de la potasse caustique,
leur ouverture est bientôt convertie en une fistule qui
ne laisse suinter qu'un pus séreux semblable à celui des
ganglites ; souvent il se forme successivement plusieurs
collections purulentes qui suivent la même marche et
qui donnent quelquefois issue à une matière crayeuse
semblable à celle des ganglites anciennes. De temps en
temps on voit sortir de ces fistules de petites esquilles
de forme et de grandeur variables ; d'autres fois aussi,
il se développe d'énormes *champignons* d'où s'écoule un
ichor d'une odeur insupportable : ces fongosités, qui saignent au plus léger attouchement et causent de très vives
douleurs au malade par le moindre contact, se développent presque uniquement lorsque la maladie a son siége
au pied.

Quoiqu'il s'opère une diminution notable dans les symptômes ci-dessus mentionnés, aussitôt l'ouverture des abcès, il n'en reste pas moins encore un gonflement considérable qui persiste pendant un temps fort long et les mouvements continuent d'être très bornés. Peu à peu, cependant, le dégorgement s'opère; les fistules tarissent successivement; les mouvements, s'ils ne sont pas restés trop long-temps abolis , peuvent encore être effectués chaque jour et même plusieurs fois par jour, mais avec ménagement; il faut ensuite en imprimer de plus en plus étendus, toujours sans occasionner de douleur. Ce précepte, que j'ai puisé dans mes entretiens avec mon excellent ami le docteur A. Legrand , est de la plus haute importance; car si on laisse trop long-temps une articulation dans l'immobilité, les mouvements se perdent pour toujours. M. Legrand et moi nous ne partageons donc pas l'opinion de certains chirurgiens très distingués , qui recommandent l'immobilité pour favoriser la soudure de l'articulation, afin d'obtenir une guérison solide, car nous pensons qu'on peut obtenir cette guérison en conservant la mobilité.

A mesure que les accidents locaux perdent de leur intensité, on remarque une diminution proportionnelle dans les symptômes généraux ; la fièvre devient moins violente, bientôt même elle cesse, l'appétit et le sommeil reparaissent, la gaieté renaît, les forces reviennent ainsi que l'embonpoint, et souvent on est assez heureux pour ne retrouver de tout ce cortége effrayant que quelques cicatrices indélébiles, qui portent un cachet tout particulier : elles sont enfoncées profondément et adhèrent à l'os malade; elles présentent rarement des brides comme celles des ganglites; elles conservent pendant peu de temps une coloration violette. D'autres fois, et surtout lorsqu'un traitement convenable n'a pas été appliqué à temps, la maladie fait des progrès incessants, une suppuration excessive épuise les malades, des sueurs copieuses surviennent, une diarrhée colliquative s'établit et il ne reste bientôt plus d'autres moyens, pour sauver la vie du malade, que de retrancher le membre affecté, et encore l'opération n'est-elle pas toujours praticable.

Les tumeurs blanches de nature rhumatismale ne présentent pas les mêmes caractères, et surtout ne suivent pas la même marche; elles ne se développent ordinairement, ou plutôt ne se fixent qu'après avoir parcouru diverses articulations; elles attaquent le plus souvent les adultes. Elles donnent lieu bien des fois à une collection synoviale dans l'articulation, qui le plus souvent est extrêmement douloureuse au moindre mouvement. Il semblerait que, dans cette espèce, la membrane synoviale est plutôt affectée que les tissus fibreux, par lesquels paraissent débuter les tumeurs de nature scrofuleuse, et la douleur existe quelquefois à un degré violent et pendant long-temps avant qu'on remarque le plus léger gonflement : d'ailleurs lorsque ce dernier phénomène se manifeste, il fait des progrès très rapides puisqu'il est causé par une augmentation d'exhalation de la membrane synoviale, et on sait avec quelle rapidité les collections séreuses se développent. Un caractère essentiel qui différencie cette maladie articulaire de nature rhumatismale de celle dépendant d'une diathèse scrofuleuse, c'est l'excessive rareté de ces collections purulentes dont il a été parlé précédemment : ainsi, je n'hé-

site point à avancer, contrairement à l'opinion générale-
lement admise, que ces deux maladies qu'on a voulu
toujours rapprocher et qu'on a même confondues, sont
bien distinctes puisqu'elles reconnaissent des causes différentes, qu'elles n'occupent pas les mêmes tissus, qu'elles n'ont point la même marche, et que leur terminaison
n'est pas semblable. Dans le plus grand nombre des cas,
l'une attaque les adultes, tandis que l'autre est presque
particulière à l'enfance et à la jeunesse. L'une appartient
aux affections rhumatismales articulaires, et ne doit point
en être séparée; tandis que l'autre, qui n'est qu'un symptôme de la maladie scrofuleuse, ne doit pas non plus
eu être séparée et ne doit figurer dans aucun cadre no-
sologique, puisque ce n'est qu'un symptôme de cette dernière maladie et non une maladie particulière.

DIAGNOSTIC.

La description que je viens de faire et la comparaison
que je viens d'établir entre les tumeurs blanches scrofuleuses et celles qui dépendent d'un principe rhumatis-
mal me dispense d'y revenir à l'occasion du diagnostic.

Les ulcérations superficielles de la peau sont faciles
à distinguer des dartres rongeantes, qui sont toujours
accompagnées de démangeaisons, le plus souvent fort
incommodes. La nature du liquide sécrété peut aussi
faciliter le diagnostic. La dartre fournit plutôt une sérosité que du pus; c'est cette sérosité qui, en se déssé-
chant, forme les croûtes qui caractérisent cette affection de la peau, tandis que l'ulcère scrofuleux fournit
un pus véritable, mais pus mal élaboré, souvent san-

guinolent, et moins apte à s'épaissir pour former une croûte. Le diagnostic devient difficile à établir, lorsque, chez les adultes, ces ulcérations ont succédé à une plaie accidentelle, comme j'en ai rencontré un cas; mais alors la marche lente de la cicatrisation et surtout l'extension de l'ulcération sur les parties saines et au fur et à mesure que la cicatrice s'opère, facilitent le diagnostic : la constitution du malade sera aussi prise en considération.

Le gonflement du tissu cellulaire et les ganglites tuberculeuses peuvent être confondues avec l'engorgement symptomatique des mêmes parties, et qui se développe si souvent au cou chez les enfants, qui ont des éruptions du cuir chevelu ou une dentition difficile, et chez les adultes qui ont éprouvé un refroidissement subit et vif de cette partie du corps. Dans ce dernier cas, la facilité et la promptitude de la résolution de ces engorgements ne permettent pas de les confondre avec une affection scrofuleuse dont la marche est toujours très lente : dans le premier cas l'engorgement disparaît aussitôt que la cause qui l'entretient a disparu ou cessé momentanément d'agir. Lorsque la ganglite est scrofuleuse, sa terminaison par suppuration affecte une marche fort lente; il faut souvent un ou plusieurs mois pour obtenir le ramollissement de ces engorgements, tandis que les abcès chauds parcourent leurs périodes, surtout chez les enfants, en une ou deux semaines. Ces derniers, d'ailleurs, s'accompagnent de douleurs souvent violentes, et qui n'existent, pour les engorgements scrofuleux, que dans les derniers moments et lorsque la suppuration est sur le point de se faire jour au dehors. Après l'ouverture de l'abcès, soit qu'elle ait été spontanée, soit qu'elle ait été produite par l'instrument tranchant, la qualité du pus peut encore dans la très grande majorité des cas les différencier. Dans le cas d'*abcès chaud*, c'est un pus consistant, bien élaboré et sans odeur qui s'en écoule ; tandis que l'*abcès froid*, l'abcès scrofuleux, fournit un pus séreux, mal lié, d'une odeur désagréable, nauséabonde, et au milieu duquel nagent des grumeaux albumineux. Lorsque le foyer purulent est bien vidé, de nouveaux caractères viennent encore faciliter le diagnostic des ganglites tuberculeuses. La plaie, qui ne tend point vers la cicatrisation, prend une forme particulière ; les bords sont durs, calleux, élevés au-dessus du niveau de la plaie, qui continue de fournir un pus de mauvaise nature. La peau environnante prend une couleur bleuâtre, violacée ; dans les abcès chauds, rien de semblable ne se voit ; aussitôt après leur dégorgement la plaie est belle, vermeille, des bourgeons charnus qui fournissent un pus toujours de bonne qualité se développent et deviennent les éléments d'une cicatrice solide, qui se forme en peu de temps. Après la guérison de ces abcès, la forme de la cicatrice peut encore indiquer de quelle nature ils ont été : dans les scrofules, elle a un aspect particulier ; elle est d'une forme irrégulière et présente souvent des tubercules, des brides blanchâtres, comme les cicatrices des brûlures graves ; l'abcès chaud offre une cicatrice linéaire, ainsi que celle de la plaie qu'on a réunie par première intention.

Il se présente souvent à mon observation des gonflements osseux dont il est très important de déterminer la nature, puisque du diagnostic découle nécessairement le choix du traitement à employer : j'essaierai de l'éclairer ici. Si le malade n'a fait aucune chute ni reçu aucun coup qui ait pu déterminer ce gonflement (et, dans ce cas si simple, il disparaît en peu de jours), il sera dans la très grande majorité des cas, peut-être même toujours, ou de nature scrofuleuse, ou occasionné par le vice syphilitique. Dans ces deux conditions ses progrès seront également lents; ce gonflement existera long-temps sans changement de couleur à la peau, sans fièvre, sans dérangement notable dans la santé du malade. Mais, dès le début, on pourra déjà remarquer une différence qui servira à établir le diagnostic; c'est l'existence dans le second cas de douleurs s'exaspérant pendant la nuit. L'âge du malade aura déjà mis sur la voie du diagnostic, la première de ces maladies étant beaucoup plus fréquente chez les enfants, tandis que le gonflement syphilitique est plus ordinaire chez les adultes. Le commémoratif apporte encore quelques éclaircissements. Je dois cependant reconnaître qu'on rencontre quelquefois chez les enfants de ces gonflements de nature syphilitique transmis par voie d'hérédité, alors le diagnostic devient plus difficile. Le caractère que j'ai assigné tout d'abord au gonflement syphilitique (douleurs nocturnes) me paraît dans ce cas d'une grande importance. Cette circonstance est encore fort utile dans les cas de gonflements scrofuleux. Chez les adultes, l'examen de la constitution du malade, l'existence actuelle ou antérieure de ganglites ou autres symptômes scrofuleux aidera le diagnostic, qui sera tout-à-fait éclairé par la terminaison de ces engorgements. En effet, ceux de nature syphilitique se terminent rarement par suppuration, tandis que dans les cas de scrofules, c'est la terminaison le plus ordinaire. Après l'ouverture des abcès qui se développent dans le tissu cellulaire, recouvrant l'os malade, il survient des fistules intarissables entretenues par la carie de cet os.

Quoique j'attache une très grande importance au diagnostic des maladies, je dois reconnaître ici qu'une erreur commise dans ces cas de gonflement osseux, n'aurait pour moi d'importance que pour le pronostic à porter, car le traitement serait toujours le même dans les deux cas. C'est encore là un des immenses avantages qu'on retire de l'emploi des préparations d'or, qui, étant applicables à toutes les maladies du système lymphatique, réussissent également bien dans le traitement des scrofules, de la syphilis et des dartres.

PRONOSTIC.

Comme je l'ai dit, en donnant la définition des scrofules, ou plutôt en exposant leurs principaux caractères, le pronostic de cette maladie est souvent fâcheux. Comment peut-il en être autrement, lorsqu'une maladie reconnaît pour principe un vice constitutionnel qui altère tout l'organisme? Aussi les praticiens s'accordent-ils tous sur la difficulté de faire disparaître les plus légers symptômes de cette affection, qui tend incessamment à faire des progrès et à attaquer de nouveaux tissus. C'est sans doute cette difficulté d'obtenir la guérison de cette cruelle maladie qui a fait dire à un très grand nombre de médecins qu'elle n'est curable qu'au moment des révolutions qui s'opèrent dans l'organisme, à certaines époques de la vie, telle que celle de la puberté. C'est là une erreur qu'il est de la plus haute importance de combattre et de déraciner, puisqu'en la laissant subsister il arrive qu'on abandonne aux seules ressources de la nature une maladie qui peut être singulièrement modifiée par certains agents thérapeutiques. Sans doute la guérison est difficile à obtenir; mais il y a loin de cette difficulté à l'impossibilité, qui est déjà démentie par les faits publiés par MM. Chrestien, Niel, Pourché, et surtout par mon ami le docteur A. Legrand, et le sera bientôt encore par les nombreuses observations qui vont suivre, et qui ont été recueillies chez des enfants, qui n'étaient point arrivés à cette époque critique ou chez des jeunes gens qui l'avaient passée.

Le pronostic des scrofules varie selon les tissus affectés, l'étendue et la durée de la maladie; l'âge, la constitution, etc., du sujet. Toutes choses égales d'ailleurs, la guérison sera d'autant plus facile à obtenir que le malade sera plus jeune et d'une plus forte constitution, qu'il appartiendra à des parents aisés, qui pourront le placer dans les circonstances hygiéniques les plus favorables. Plus la maladie est ancienne, plus elle a envahi de tissus, plus nécessairement sa guérison est difficile. Les ulcérations de la peau sont souvent difficiles à cicatriser, surtout lorsqu'elles tendent à envahir les tissus voisins. Les ganglites indolentes ou peu douloureuses, dures, rénitentes, qui n'ont aucune tendance à s'enflammer et à se terminer par suppuration, se résolvent très lentement, tandis que celles qui s'abcèdent guérissent plus promptement. N'a-t-on pas alors un nouvel émonctoire qui débarrasse le malade d'une portion du vice strumeux ? Malheureusement la cicatrisation de ces ulcères se fait long-temps attendre.

Lorsque les os sont malades, et plus particulièrement leurs extrémités articulaires, le pronostic est encore plus fâcheux. C'est alors que la patience et la résignation sont nécessaires : dans les cas les plus graves, une année ne suffit pas toujours ; deux années même sont quelquefois nécessaires pour parvenir à leur guérison, et je n'oublierai pas de faire remarquer que, sans un traitement convenable, ces cas nécessitent ordinairement l'amputation du membre malade. Peut-on mettre en parallèle un moyen aussi extrême et une semblable mutilation avec un traitement, long à la vérité, mais presque toujours suivi de succès ; et, d'ailleurs, après l'amputation, ne voit-on pas souvent la maladie se reporter sur un autre point, et n'arrive-t-il même pas que la cicatrisation n'a pas lieu, comme j'en ai vu dernièrement encore un exemple à la suite de l'amputation d'un doigt frappé de carie scrofuleuse? Ne doit-il pas en effet en être presque toujours ainsi, puisque la maladie n'est pas enlevée avec le membre malade et que l'économie reste toujours contaminée par le principe qui a déterminé le développement de la maladie locale?

Le mal apparent présente donc déjà la plus grande gravité ; mais un autre, souvent à l'état latent, se développe lentement et vient compliquer, toujours mortellement, les symptômes extérieurs ; je veux parler des tubercules qui quelquefois précèdent, accompagnent ou suivent le développement des autres symptômes scrofuleux, qu'ils résident dans les poumons, dans le mésentère, dans les méninges ou dans le système osseux. Aussi ai-je toujours le soin, lorsque j'ai à porter un pronostic dans un cas de scrofules, de faire un examen minutieux des organes de la respiration et de ceux renfermés dans le bas-ventre.

TRAITEMENT DES SCROFULES.

Les maladies scrofuleuses sont une des maladies contre lesquelles on a mis en usage un très grand nombre de moyens médicamenteux ; chaque jour encore on en préconise de nouveaux qui ont des succès plus ou moins éphémères. Si j'avais voulu me donner la peine de compulser tous les ouvrages qui ont traité de cette matière, j'aurais pu remplir plusieurs pages de la simple énumération des moyens qui y sont vantés ; c'est ici le cas de dire que la pauvreté naît de l'abondance. En effet, si on avait rencontré un moyen qui eût, je ne dirai pas constamment, mais souvent réussi, comme le quinquina dans les fièvres intermittentes, on n'aurait point eu à en rechercher tant d'autres.

Dans ces derniers temps, l'iode et ses diverses préparations ont été préconisées par M. le docteur Lugol, qui paraît en avoir obtenu de brillants succès ; mais beaucoup de praticiens qui ont expérimenté ce médicament n'en ont pas retiré les mêmes avantages. Quant à moi, j'ai eu l'occasion de donner des soins à des malades qui en avaient éprouvé des accidents tels, qu'ils ont dû abandonner l'usage de ce médicament, qui pourrait cependant réussir chez les personnes peu irritables, qui ont les organes digestifs et pulmonaires en très bon état, et qui ont une constitution assez vigoureuse pour atténuer les inconvénients du remède : un très petit nombre de scrofuleux se trouvent dans ces conditions favorables ; en outre, de l'aveu même du médecin de Saint-Louis, il est presque sans efficacité dans le traitement des maladies scrofuleuses des os, et ne réussit généralement que dans les scrofules des parties molles.

Je n'irai pas plus loin ; car mon but étant tout pratique, je ne crois pas devoir examiner les moyens que je n'ai pas comparés à ceux que j'ai employés, mais me borner à exposer ce que j'ai fait pour parvenir à la guérison d'une maladie si rebelle à beaucoup de traitements très bien administrés.

Avant d'indiquer les moyens médicamenteux que j'ai employés avec succès, je dois donner quelque attention aux moyens hygiéniques, qui, sans être tous indispensables à la cure, sont de bons adjuvants de la méthode que je mets en usage. Afin de mettre de l'ordre, et surtout de ne rien omettre d'important, je suivrai la classification indiquée par le célèbre Hallé.

1° *Circumfusa.* Le malade doit respirer un air pur, vif, qui se renouvelle facilement ; conditions qui se rencontrent difficilement dans les grandes villes ; aussi est-il préférable qu'il habite la campagne, et presque indispensable qu'il soit logé dans un appartement vaste, bien exposé au midi ou du moins au levant, bien percé de fenêtres larges et permettant l'entrée d'une grande masse d'air et d'une grande quantité de rayons lumineux. L'air doit y être sans cesse renouvelé au moyen d'une cheminée et d'une porte d'une grande dimension. Pendant l'hiver, l'appartement doit être chauffé par le feu, placé

dans une cheminée et non dans un poêle, qui ne procur
pas le renouvellement de l'air comme un large foyer de
cheminée. Il faut que cette habitation soit éloignée de
toute usine qui vicie l'air par la fumée et les odeurs
qu'elle répand au loin, et qu'elle soit située sur une élé-
vation, ou du moins qu'elle domine les autres habitations.
Le malade doit éviter les transitions brusques de température, ainsi que le froid et l'humidité.

2° *Applicata.* Quoique cette seconde classe soit moins
indispensable que la première, elle mérite cependant
notre attention. Le malade doit porter immédiatement
sur la peau des vêtements de flanelle qui activent ses
fonctions et préviennent les refroidissements qui sont
si nuisibles; il doit prendre chaque semaine un bain
dont la température variera selon la saison, mais sera
toujours la moins élevée possible. Les frictions sèches
ou toniques sur la peau peuvent aussi devenir nécessaires lorsque cette enveloppe est sèche et rude et qu'elle
remplit mal ses fonctions.

3° *Ingesta.* Dans cette classe nous trouvons un des
moyens hygiéniques les plus puissants : une nourriture
choisie, succulente, présentant sous un petit volume
une grande quantité de matières nutritives, est convenable; aussi les scrofuleux doivent-ils être alimentés
avec de bons bouillons et des viandes noires fortement
azotées, telles que le bœuf et le mouton grillés ou rôtis,
les gibiers, quelques poissons. Les végétaux ne doivent
cependant pas être complétement exclus, afin de varier
un peu la nature des aliments, mais ils doivent être ac-
cordés avec circonspection, surtout aux malades qui di-
gèrent bien; tels sont : l'artichaud, les salsifis, les asper-

ges, les choux-fleurs, quelques farineux, mais en bien petite quantité : la pomme de terre, le riz, les purées de lentilles, de haricots et de pois. Le pain, qui est en France le premier des aliments, doit être de bonne qualité ; celui dit de gruau, qui est fait avec la fleur de farine, mérite la préférence. Il faut éviter l'usage du laitage, des légumes herbacés, et surtout des fruits qui ne contiennent presque pas de matière nutritive.

Le vin doit être choisi, et celui de Bordeaux, surtout lorsqu'il est vieux, doit mériter la préférence. La bière peut quelquefois remplacer le vin quand il déplaît au malade : mais il faut avoir la certitude qu'elle ne contient que de l'orge et du houblon et qu'elle est bien fermentée.

Toutes les autres boissons doivent être proscrites sans réserve ; ainsi le cidre, le poiré, le café, le thé même au lait , les liqueurs alcooliques , doivent être défendus avec la plus grande sévérité.

4° *Excreta.* Cette classe renferme peu de choses qui soient applicables à la maladie scrofuleuse ; il suffit de solliciter, s'il est nécessaire, une garde-robe chaque jour, si elle n'a pas lieu naturellement, au moyen d'un lavement émollient. Chez les enfants, cette fonction se fait assez bien, et ils ont plutôt de la tendance à la diarrhée qu'à la constipation. Ne négligeons pas d'ajouter que dans la plupart des cas où l'on fait l'application de la *méthode aurifère,* cette fonction se fait avec une grande régularité ; car , comme nous le verrons plus tard , c'est un des attributs des préparations d'or de régulariser le travail de la digestion. Il faut aussi favoriser la suppuration des plaies, dont l'écoulement abondant paraît être pour la nature un moyen éliminateur de vice scrofuleux.

5° *Gesta.* Ici nous trouvons le mouvement et la loco-
motion qui jouent un grand rôle dans le traitement hygiénique des scrofules. Le malade doit prendre le plus
possible d'exercice en plein air. C'est un moyen d'ac-
tiver la transpiration, dont nous avons signalé tous les
avantages. L'exercice a cet avantage d'augmenter l'appétit en activant la digestion et indirectement la nutrition.
Cependant il ne doit point aller jusqu'à la fatigue, qui
débiliterait.

Si les malades ne peuvent pas prendre d'exercice actif,
ils doivent être promenés dans une voiture découverte
dans la belle saison, et surtout exposés à l'action des
rayons solaires, si utiles dans cette maladie, avec la précaution toutefois de garantir de son action directe la
tête, qui en recevrait une fâcheuse influence.

Le sommeil et la veille font partie de cette classe; le
premier doit être respecté et favorisé en plaçant le malade dans un lieu éloigné de tout bruit et privé de lumière; quant à la seconde, elle doit être évitée avec le
plus grand soin.

6° *Percepta.* Dans cette classe nous trouvons les sen-
sations, les fonctions de l'âme et celles de l'esprit. La
faim et la soif se trouvent placées ici; ces deux besoins
doivent être satisfaits convenablement, aussi doit-on
multiplier les repas proportionnéllement à l'âge et à
l'idiosyncrasie des malades; leur trop grande multiplicité
de même que leur rareté fatigueraient également les
organes digestifs : mais dans tous les cas ils doivent être
chaque jour pris aux mêmes heures, et il doit être for-
mellement interdit aux malades de manger dans l'intervalle d'un repas à un autre. Il faut qu'on les entoure de

soins bienveillants, qu'on leur évite les affections tristes; la gaieté et la distraction leur sont toujours profitables; il faut encore chercher à diminuer les fonctions de l'intelligence. Les fortes contentions d'esprit, les lectures abstraites doivent être éloignées; il faut laisser reposer l'imagination, l'intelligence et la mémoire, sans cependant que ce repos aille jusqu'à l'ennui, qu'il faut savoir prévenir par des lectures gaies et une conversation amusante.

Toutes les conditions hygiéniques ayant été remplies, nous devons examiner quel est le traitement pharmaceutique le plus convenable : il doit remplir les mêmes indications que le traitement hygiénique, fortifier, tonifier le malade qui y est soumis.

M. le docteur Chrestien de Montpellier, le premier, dans sa *méthode iatraleptique*, a rétabli dans la matière médicale, à la place qu'il devait y occuper, un médicament abandonné depuis un temps fort long, et avec lequel il a obtenu des cures miraculeuses dans le traitement de la syphilis, surtout dans ces maladies anciennes devenues constitutionnelles et qui avaient résisté à l'emploi du mercure sous toutes les formes : *ce médicament est l'or métallique et ses diverses préparations.* La préparation aurifère que ce célèbre médecin a employée d'abord fut le perchlorure d'or ; mais sa trop grande activité, sa déliquescence, le lui ont bientôt fait abandonner pour le remplacer par le perchlorure d'or et de sodium, qui aujourd'hui conserve entre ses mains et celles de ses nombreux adeptes les immenses avantages qu'il avait annoncés et que l'expérience est venue confirmer.

Plus tard, M. Chrestien ayant remarqué une grande

rèssemblance, sinon une analogie parfaite, entre la syphilis et les scrofules (elle est telle qu'il est quelquefois
difficile de déterminer si tel symptôme appartient à l'une
ou à l'autre de ces maladies), a eu l'heureuse idée d'essayer dans cette dernière affection le même moyen, et
il n'a pas tardé à en reconnaître l'efficacité. Il a ensuite
modifié pour l'une et pour l'autre maladie cette méthode, en y ajoutant l'usage de deux oxides d'or, et ce
métal lui-même réduit à une grande division, soit par
les moyens mécaniques, soit par les décompositions chimiques.

En 1828, M. le docteur A. Legrand publia un ouvrage fort remarquable où il exposa avec beaucoup de
détail le mode de préparation de ces diverses combi-
naisons chimiques, et où surtout il prouva leur puissante action par un très grand nombre de faits (441)
de guérison de syphilis, recueillis par un grand nombre
de médecins (62) régnicoles ou étrangers.

A cette époque, je fus chargé par le *Comité médical
de la Société protestante de prévoyance et de secours mu-
tuels* de Paris de lui faire un rapport sur l'ouvrage de
M. Legrand, qui était alors notre collègue, et ce fut pour
moi l'occasion d'étudier la méthode aurifère. J'en fis
l'essai dans un cas de syphilis récente qui avait résisté
à l'emploi du mercure sous différentes formes. J'obtins
un premier succès qui m'encouragea à poursuivre, et
imitant encore en cela la conduite de mon collègue, j'es-
sayai d'appliquer la même méthode au traitement des
scrofules. Les observations que je vais bientôt rapporter
prouveront tout l'avantage que j'en ai retiré.

Quant à M. Legrand, il a fait connaître les succès

qu'il a obtenus dans un premier mémoire qu'il a publié
en 1837. Cet ouvrage, qui ne traite que des scrofules
des parties molles, renferme 35 observations, fournies
aussi par différents auteurs, et sera suivi dans peu de
temps d'un second mémoire qui renfermera encore un
plus grand nombre d'observations de maladies des os,
guéries aussi par le même moyen.

MM. les docteurs Chrestien et A. Legrand, ainsi que
les auteurs des observations publiées par ce dernier,
ont fréquemment employé le perchlorure d'or et de
sodium. Mais ce sel exige quelques précautions dans
son emploi, et il m'a semblé réussir moins bien que le
stannate d'or, qui me paraît d'une administration beaucoup plus facile ; aussi lui ai-je donné la préférence
dans ma pratique, préférence qui est presque exclusive.
C'est la seule différence qu'on puisse signaler entre
M. Legrand et moi dans les fréquentes applications
que nous faisons tous deux de la *méthode aurifère*. Si je
ne me sers jamais du perchlorure d'or et de sodium en
frictions sur la langue, mode d'administration souvent
mis en usage par M. Legrand ; du moins, à son exemple, j'emploie ce même sel dissous dans le sirop de tussilage ou d'althea, sirops qui le décomposent moins
complétement que les autres ; que le sirop de gomme
surtout, qui le réduit immédiatement. Dans ce mode
d'administration, il y a donc toujours décomposition
du sel aurifère, et cela dans des proportions qui varient
à l'infini, selon les rapports dans lesquels le sel aurifère
est mêlé avec le sirop (M. Legrand indique généralement
de un à deux grains de perchlorure pour huit onces
de sirop), selon le degré de cuisson du sirop, selon la

longueur de temps du contact, de sorte qu'il est toujours difficile d'pprécier les quantités du médicament
qu'on administre journellement. M. Legrand fait prendre
le matin à jeun, dans un quart de verre de décoction
légère de gruau, une à deux cuillerées à café du sirop
aurifère indiqué.

J'ai rarement eu occasion de faire usage de l'or divisé
ou de l'oxide d'or précipité par la potasse, qui sont les
deux préparations les moins actives, attendu que les
enfants que j'ai traités étaient déjà assez avancés en âge
pour supporter l'action plus vive du stannate d'or. Ce
dernier oxide, si toutefois ce n'est point un sel retenant
une petite quantité d'oxide d'étain, est employé sous
forme pilulaire ou incorporé dans des pastilles de chocolat ou dans d'autres faites avec le mucilage de gomme
adragant et le sucre. Lorsqu'il n'existe aucune contre-
indication (telles que congestion cérébrale, irritation des
organes digestifs ou pulmonaires, lesquels accidents
doivent d'abord être combattus, soit par des émissions
sanguines, soit par des bains, des boissons adoucissan-
tes, etc.), je fais prendre le matin à jeun, pendant quinze
à vingt jours, selon la fraction de grain qui convient à
chaque division, un 10ᵉ, un 9ᵉ, un 8ᵉ, un 7ᵉ ou un 6ᵉ de
grain de stannate d'or; la plus petite dose convient à un
enfant de deux ans et la plus forte à un adulte. Ainsi,
je fais diviser en 20, 18, 16, 14, etc., pilules ou pastilles, 2 grains de stannate d'or; j'augmente successivement les doses en faisant prendre un 9ᵉ de grain à celui
qui a commencé par un 10ᵉ; un 8ᵉ à celui qui a commencé par un 9ᵉ de grain, et ainsi de suite. Je fais en
sorte, comme je l'ai dit plus haut, de n'augmenter d'une

fraction que tous les quinze à vingt jours ; j'arrive de cette façon à faire prendre journellement des doses assez élevées, mais j'ai rarement dépassé 2 grains par jour. Un seul cas fait exception; chez un malade j'ai donné chaque jour 6 grains de stannate en deux doses, quoique, dans la grande généralité des cas, je ne donne chaque jour qu'une seule dose, et je ne fractionne ainsi que lorsque j'ai affaire à un malade très irritable, ou lorsque voulant accélérer la cure, je fais prendre chaque jour des doses élevées du médicament, dont je parviens ainsi à atténuer l'effet excitant. Du reste, la marche ascendante des doses doit être modifiée selon les résultats obtenus et les accidents qui peuvent se développer. Quelquefois, en effet, il arrive que le traitement doit être suspendu, même sans qu'il survienne d'accidents remarquables, par le seul fait d'une excitation un peu vive, soit générale, soit locale. Ainsi, j'ai remarqué, rarement à la vérité, que le malade avait de l'agitation pendant la nuit, ou que la sueur était abondante; plus souvent, que les plaies suppuraient beaucoup trop ou qu'elles devenaient douloureuses. C'est alors que je suspendais le traitement pendant une quinzaine de jours. Ce qui me procurait l'avantage de faire perdre à l'économie l'habitude du médicament, qui ensuite était repris à une dose moindre que celle à laquelle j'étais resté au moment de la suspension.

Chez les sujets d'une constitution sanguine, prédisposés aux congestions cérébrales, on remarque quelquefois après plusieurs mois de l'administration des préparations aurifères, plus particulièrement si l'on a donné le perchlorure d'or et de sodium, des maux de tête, ou séulement de là pesanteur, des éblouissements, de légers étourdissements, des envies de dormir pendant toute la journée; enfin, tous les signes d'une congestion sanguine vers le cerveau, qu'il faut combattre par des pédiluves irritants, souvent par une saignée au bras ou des sangsues à la marge de l'anus. Dans ce cas encore, il faut suspendre l'usage du médicament pendant quelques jours et jusqu'à la disparition de ces accidents.

Les sujets nerveux, ou qui ont une grande susceptibilité des organes digestifs, éprouvent aussi quelquefois des coliques légères les premiers jours de l'administration des préparations aurifères; j'en ai même remarqué quelques uns qui éprouvaieut le même phénomène les deux ou trois premiers jours de chaque augmentation de dose; d'autres éprouvent peu de temps après l'ingestion de là pilule ou pastille une douleur quelquefois assez vive dans la région épigastrique, ou seulement une espèce de pincement qui se fait sentir quelques instants, une demi-heure ou une heure au plus. J'ai toujours prévenu le retour de ce dernier accident en faisant prendre au malade, aussitôt après l'ingestion du médicament, un demi-verre d'eau fortement gommée, qui remplace l'eau pure ou sucrée que je fais toujours avaler après la pilule ou la pastille. Je n'ai jamais combattu les coliques légères dont j'ai parlé plus haut; dans ces cas, je suis une progression plus lente et presque insensible dans les doses du médicament.

L'effet des préparations aurifères est de pousser vers la périphérie du corps, et surtout vers les points où doit trouver moins de résistance le levain qui entretient la maladie. Aussi, ne devons-nous pas être étonnés de voir les plaies suppurer davantage, lorsqu'il en existe, de nouvelles tumeurs se développer et s'abcéder, ce qui peut faire croire à celui qui ne connaît pas l'action de cet agent thérapeutique, que la maladie augmente au lieu de diminuer. Cette action, du reste, comme toutes celles qui résultent de l'administration de ce moyen, se manifeste tardivement. Ainsi, ce n'est qu'au bout de deux ou trois mois, quelquefois plus tard, que ces phénomènes se produisent; aussi le médecin et le malade ont-ils besoin d'une grande patience et d'une forte conviction pour ne pas se laisser décourager; mais si l'on sait attendre, on voit survenir l'amélioration. D'ailleurs, peu de temps après le début du traitement, on pourra remarquer les changements avantageux survenus dans l'état général du malade, ce dont je parlerai en traitant des effets des préparations d'or. Du reste, si les effets curatifs de l'or tardent à se manifester, par compensation on les voit se continuer long-temps après qu'on a cessé de l'administrer.

L'oxide d'or précipité par la potasse, qu'on peut employer dans les mêmes circonstances que le stannate d'or, aux mêmes doses et sous les mêmes formes, est donné aux enfants les plus jeunes ou à ceux dont on redoute la susceptibilité, ou bien encore aux adultes d'une très faible constitution ou qui ont l'estomac très irritable.

L'or métallique réduit en poudre impalpable, soit par la lime, soit par la précipitation, est employé dans des circonstances encore plus défavorables; son action est extrêmement douce, aussi convient-il chez les très jeunes enfants qui sont d'une délicatesse extrême; la dose est, dans ce dernier cas, d'un 8ᵉ ou d'un 6ᵉ de grain incorporé dans une pastille, ou suspendu dans une petite quantité de sirop adoucissant.

Le perchlorure d'or et de sodium est quelquefois administré à l'intérieur, alors on peut le dissoudre dans l'eau distillée ou dans le sirop de tussilage ou de guimauve; mais la facile décomposition de cette dernière préparation fait qu'on n'est jamais certain des quantités de sel aurifère prises par le malade : la décomposition est d'autant plus complète que le mélange est plus ancien. L'eau distillée ne le décompose nullement; mais cette rapidité, et surtout cette facilité de décomposition, doivent faire craindre que le même phénomène ne se passe dans l'estomac, où se trouvent continuellement des matières étrangères, et particulièrement le suc gastrique. N'y a-t-il pas quelque probabilité que le perchlorure d'or et de sodium ne soit réduit à l'état métallique, et qu'alors, au lieu d'une combinaison active, on ne puisse plus compter que sur l'effet de la petite quantité de métal qu'elle renferme. Du reste, la dose du sel aurifère est d'un 32ᵉ à un 16ᵉ de grain environ, donné chaque jour le matin à jeun. Ainsi on fait dissoudre, soit dans l'eau distillée, soit dans le sirop de tussilage, un demi-grain de perchlorure dans quatre onces de véhicule, et chaque matin le malade en prend une cuillerée à café; tous les huit ou dix jours on augmente la dose du sel d'un demi-grain, sans faire varier celle du véhicule.

La manière la plus sûre et la plus généralement suivie de donner le perchlorure d'or et de sodium, est de l'ad-

min stuer par la méthode iatraleptique ; alors on mélange ce sel avec la poudre d'iris bien purifiée par l'esprit de vin , dans la proportion d'un grain de sel et de
trois grains de poudre inerte ; ce mélange est divisé en
24, 20, 16, 14, 12 doses, dont on emploie une chaque
jour pour frictionner la langue pendant au moins une
minute. Cette friction doit être faite immédiatement
après le repas, au moment où la langue est bien débar-
rassée de l'enduit qui la couvre ordinairement, et alors
que les papilles sont bien disposées pour l'absorption
du médicament. Il faut avoir le soin de recommander au
malade de ne point cracher aussitôt après cette petite
opération ; mais plutôt, d'avaler la salive, qui pourrait
encore retenir une petite quantité de sel qui n'aurait
point été absorbé. A chaque nouvelle prescription, on
divise la même proportion de la poudre aurifère en un
moindre nombre de doses , et de 24 frictions on passe à
23, 22, etc.

Jusqu'ici nous n'avons examiné les préparations d'or
que comme agissant d'une manière générale sur tout l'organisme ; nous allons maintenant indiquer les avantages
qu'on en peut retirer localement, soit pour procurer la
cicatrisation de vieux ulcères ou d'anciennes dartres ,
soit pour favoriser la résolution de tumeurs situées dans
le tissu cellulaire ou dans les ganglions lymphatiques.
Ainsi, il est quelquefois utile de cautériser de vieux ulcères ou des dartres anciennes qui acquièrent sans cesse
une plus grande étendue et laissent des cicatrices désa-
gréables. C'est alors qu'on retire les plus grands avantages de légères cautérisations faites à trois ou quatre

jours d'intervalle avec le *muriate d'or acide* préparé selon la formule donnée par le docteur A. Legrand (1), à
qui on est redevable de l'introduction dans la thérapeutique de ce nouveau mode de cautérisation.

Au moment de la cautérisation , le malade éprouve
de la cuisson , quelques picotements assez vifs, mais
qui n'ont que quelques minutes de durée; souvent ces
cautérisations arrêtent la marche progressive de la maladie ; celle-ci se termine bientôt par une cicatrice définitive succédant aux croûtes qui ont été touchées avec
le caustique. Ce moyen hâte aussi la cicatrisation de ces
vieux ulcères qui ne finissent point, quoique la cause
première qui les a fait naître et entretenus pendant long-
temps ait été détruite.

J'ai quelquefois aussi favorisé la résolution de ganglites anciennes ou de tumeurs situées profondément
dans le tissu cellulaire , avec une pommade composée de
perchlorure d'or et de sodium dans la proportion de
3 grains pour une once d'axonge. La dose de sel était
ensuite augmentée à chaque renouvellement de la pommade, de manière que je faisais bientôt incorporer 4,
6, 8, 10, 12 et même 15 grains de perchlorure dans la
même quantité d'axonge.

Je dois à la vérité de dire que, dans quelques cas,
lorsque la fortune du malade ne lui permettait pas de
subvenir à la dépense de cette pommade, j'ai remplacé

(1) Or pur laminé et divisé en petits fragments. . . . . 1 partie.
    Acide hydrochlorique à 22°, 1.17 de densité . . . 3 —
    Acide nitrique à 32°, 1.26 de densité. . . . . . 1 —
Voyez *Bulletin général de thérapeutique* , tome XII, page 168.

le perchlorure d'or et de sodium par le proto-iodure de
mercure à la dose de 6, 9, 12, 18, 24 grains, et même plus
par once d'axonge; j'ai obtenu de cette dernière pommade
à peu près les mêmes avantages que de la première.

Quelle que soit celle de ces préparations à laquelle on
donne la préférence, on doit faire chaque jour au moins
deux, souvent trois frictions sur la tumeur, qui
sera recouverte, suivant l'état d'irritation de la peau,
d'un cataplasme émollient ou de flanelle, dont la présence favorise singulièrement l'action de la pommade.
Le même moyen m'a aussi souvent réussi à faire disparaître des syphilides qui couvraient la peau, soit qu'un
traitement général en ait précédé l'emploi, soit qu'il
ait été mis en usage seul. On peut aussi employer l'or
divisé et les oxides en pansements; ces dernières pommades sont nécessairement moins actives que celle qui
renferme le sel aurifère.

Je me propose, quand je rencontrerai des cas rebelles
à l'action de l'or divisé, des oxides ou du perchlorure,
d'employer l'iodure d'or à l'intérieur aux mêmes doses
que le sel aurifère. L'analogie qui existe entre les chlo-
rures et les iodures, et surtout l'usage qu'on a déjà fait
à l'intérieur du proto-iodure de mercure, m'autorisent
suffisamment à faire cette expérience, qui a déjà été
tentée par M. Legrand, mais sans assez de suite pour
donner des résultats appréciables. Quant au cyanure
d'or nouvellement introduit dans la thérapeutique, et
dont on a préconisé les effets emménagogues, j'ignore
quels avantages on en pourrait retirer dans le traitement des scrofules.

Le traitement local des scrofules est fort simple.

Lorsque les abcès cutanés ou sous-cutanés se ramollissent, qu'ils deviennent douloureux, ils doivent être recouverts de cataplasmes émollients, rendus narcotiques quand la douleur est très vive ; tandis que dans leur période de développement, et alors qu'il n'existe pas encore de véritable inflammation, on peut encore espérer en obtenir la fonte en recouvrant la partie qui en est le siége de flanelle, ou en faisant, matin et soir, des frictions avec une pommade aurifère ou celle contenant du proto-iodure de mercure.

Dans le plus grand nombre des cas, l'ouverture des abcès a lieu spontanément ; mais quand ils sont volumineux et très douloureux, il faut les ouvrir, soit avec l'instrument tranchant, soit encore mieux avec la potasse caustique, surtout quand leur fond présente beaucoup de dureté et que leur marche est extrêmement lente ; ce mode d'ouverture pouvant favoriser la fonte de la portion non ramollie. Si la douleur persiste après l'ouverture des abcès, on doit alors continuer l'usage des cataplasmes, qui facilitent l'écoulement du pus. Quant aux plaies ou ulcères qui succèdent à ces abcès, si la suppuration n'est pas trop abondante, ils doivent être pansés à plat avec de la charpie ou du linge recouvert de cérat, ou mieux de pommade de concombre. Si, par suite de la petitesse de la plaie, l'écoulement du pus n'est pas facile, on en agrandira l'ouverture à l'aide de mèches.

Si de petites végétations surgissent sur les vieux ulcères, on les réprime facilement en les touchant avec le nitrate d'argent fondu. D'autres fois, surtout lorsque les ulcérations existent au pied, il se développe de larges végétations en forme de champignon et qui donnent lieu à un écoulement très abondant d'un pus excessivement fétide ; celles-ci doivent être réprimées au moyen du sulfate d'alumine calciné dont on les saupoudre à chaque pansement ; on pourrait encore, si on voulait en hâter la disparition, les réprimer avec des caustiques plus actifs, tels que le muriate d'or acide, le nitrate acide de mercure, et même le cautère actuel, qui sont des moyens beaucoup plus énergiques, mais aussi très douloureux, tandis que le sulfate d'alumine calciné ne cause aucune douleur, et suffit pour détruire à la longue des végétations très considérables.

Il est quelquefois très difficile d'obtenir la cicatrisation de certains ulcères scrofuleux anciens et qui semblent avoir frappé d'atonie la peau qui les environne ; aussi est-elle décollée tout autour et légèrement tuméfiée. Souvent ces vieux ulcères se recouvrent d'une croûte qui tombe et se reproduit sans que la plaie fasse aucun progrès vers la cicatrisation. Ce sont de véritables maladies locales qu'il faut combattre par des moyens locaux. Alors si la conformation des parties le permet, on établit une légère compression avec des bandelettes de diachylon gommé qui entoure tout le membre. Si le siége de ces ulcères est tel qu'on ne puisse établir cette compression, il faut avoir recours à des cautérisations avec le muriate d'or acide affaibli d'abord, puis pur ou le nitrate de mercure ou le nitrate d'argent fondu, mais de préférence avec le premier caustique. Les feuilles de plomb ou d'étain, dont on a, il y a quelque temps, exagéré les bons effets, et avec lesquelles on panse les ulcères rebelles, ne m'ont pas réussi dans quelques cas où j'en ai fait usage. Les pommades contenant le perchlorure d'or et de sodium ou le proto-iodure de mercure à petites doses, m'ont semblé aussi favoriser la cicatrisation, qui du reste s'est souvent fait beaucoup attendre et a été fort difficile à obtenir.

Quant au traitement local des maladies scrofuleuses qui ont leur siége dans l'articulation coxo-fémorale et dont les progrès incessants causent de si grands ravages (luxation spontanée), je ne puis en rien dire puisque je n'ai pas eu l'occasion de les observer dans ma pratique, mais je ne doute pas qu'on ne retire de grands avantages des moyens locaux conseillés par les meilleurs praticiens, et qu'ils ne doivent arrêter les progrès du mal, jusqu'à ce que le traitement général puisse avoir le succès désirable. A la tête de ces moyens locaux, on doit placer les moxas et les cautères qui ont une puissante énergie ; peut-être la cautérisation transcurrente au moyen du fer incandescent est-elle trop peu employée dans ces cas, qui me semblent avoir quelque analogie avec ceux dans lesquels notre jeune et savant confrère M. Jobert de Lamballe l'a mise en usage (tumeurs blanches). Nous ne négligerons pas d'indiquer aussi un moyen moins violent et qui a souvent réussi à notre ami M. le docteur A. Legrand ; ce sont les cataplasmes de graine de lin saupoudrés de sulfure de potasse en poudre, et dont on continue l'usage jusqu'à ce que l'éruption que ces applications directes produisent les rende trop douloureuses. On les suspend pour les reprendre quand cet effet local est calmé.

EFFETS DES PRÉPARATIONS AURIFÈRES SUR NOTRE ÉCONOMIE.

Avant de passer aux nombreuses observations que m'a fournies ma pratique personnelle , et qui, je n'en doute pas, prouveront surabondamment la puissance de l'or pour guérir les scrofules, je vais exposer les effets de ce médicament sur notre économie.

Quelle que soit la préparation d'or employée , les effets immédiats du médicament sur l'économie sont à peu près les mêmes. Le premier , et peut-être le plus important de tous , est l'amélioration ou le rétablissement des fonctions digestives , et par suite de la nutrition. Ainsi , chez les malades soumis à l'action de l'or , les digestions sont plus faciles, plus régulières ; l'appétit augmente considérablement , les forces renaissent ; aussi , l'embonpoint et la fraîcheur reparaissent, et ces effets ont lieu avec assez de promptitude. Ce phénomène est tellement marqué, que plusieurs fois il m'est arrivé de soumettre à l'action de ce médicament des personnes qui avaient seulement de mauvaises digestions , surtout des femmes qui avaient à regretter leur embonpoint et leur fraîcheur. Dans ces cas, j'ai le soin de donner un des deux oxides à des doses peu élevées, à un 12ᵉ ou au plus un 10ᵉ de grain , et je n'augmente les doses que d'une manière lente et presque insensible (1).

____

(1) M. le docteur A. Legrand a exposé avec beaucoup de détails cette action de l'or sur notre économie dans un mémoire encore inédit et qu'il a soumis au jugement de l'Académie des sciences.

Un second effet est de déterminer une excitation gé-nérale. Chez certaines personnes, d'un imagination vive, elle se manifeste surtout sur le cerveau, et leurs facultés intellectuelles sont évidemmeut exaltées; mais chez le plus grand nombre, l'excitation est pour ainsi dire toute physique. La puissance musculaire est augmentée, non seulement dans les muscles de la vie animale, mais encore dans ceux de la vie organique ; de là une plus grande agilité, plus de dispositions au mouvement, une plus grande force dans les battements du cœur. Cette excitation générale se propage jusqu'aux sécrétions, qui sont notablement augmentées ; augmentation qui constitue les crises des anciens praticiens et de quelques médecins de notre époque, entre autres de M. le docteur A. Legrand, qui paraît partager toutes ces opinions.

Les mouvements critiques les plus ordinaires sont ceux qui ont lieu par les urines et par les sueurs ; celles-ci se manifestent surtout vers le matin, et se bornent généralement à de douces moiteurs qui n'affaiblissent pas les malades. Tantôt l'urine est augmentée de quantité, d'autres fois sa nature est modifiée ; elle dépose un sédiment rougeâtre, brunâtre, ou plutôt elle présente un nuage assez épais et offrant cette dernière couleur. Ce phénomène a lieu le plus souvent lorsque le médicament a été administré pendant un temps assez long. Cette modification dans les caractères physiques de l'urine n'empêche pas l'augmentation que nous avons signalée dans sa sécrétion.

La diarrhée est rare et n'a lieu la plupart du temps, comme nous l'avons déjà dit, que dans les premiers temps de l'administration de ce médicament. Ce qui est plus fréquent, c'est une irritation légère du canal intestinal se manifestant par de légères coliques qui tourmentent les malades non encore habitués à l'action de l'or, ou chez lesquels on augmente trop brusquement la dose du médicament. Ce phénomène ne se présente, du reste, que pendant les deux ou trois premiers jours de l'augmentation de la dose. Nous avons vu un cas fort curieux des accidents causés par l'or. Cet exemple donnera la mesure des inconvénients qui peuvent en résulter. Un enfant âgé de trois ans environ, qui avait la teigne depuis deux ans, était traité depuis plusieurs mois avec l'oxide d'or par l'étain, quant il surprit, un jour qu'il n'était point surveillé, la boîte contenant encore huit pastilles au moins de chocolat aurifère et les mangea. Deux ou trois heures après, cet enfant fut pris de diarrhée, d'un frisson, auquel succéda une fièvre violente avec agitation extrême, soif très vive et ardeur à la peau; des vomissements survinrent et furent accompagnés de diarrhée avec coliques. Ces accidents, qui durèrent toute la journée, nécessitèrent deux applications de sangsues; une à l'épigastre, qui était, ainsi que le ventre, très douloureux et brûlant; la seconde eut lieu à l'anus. Les jours suivants les accidents persistèrent, mais avec une intensité moindre; ils furent combattus par les bains, les boissons gommées, les cataplasmes émollients et une diète absolue. Les vomissements ne cessèrent complétement qu'au bout d'un mois ou cinq semaines, lorsque déjà les autres symptômes avaient cessé, moins l'agitation et surtout l'insomnie, qui persistèrent presque aussi long-temps que les vomissements. J'éprouvai la plus grande peine à rétablir les digestions, malgré la longue abstinence à laquelle je me suis vu forcé de tenir le petit malade. Ce n'est même que l'habitation à la campagne et la diète qui ont complétement triomphé de la sur-excitation déterminée par l'abus de ce médicament, qui, donné ainsi à une dose huit fois plus considérable que celle prescrite, n'a produit que des accidents assez graves, tandis que bien d'autres eussent pu être mortels.

Nous avons aussi remarqué une action prononcée sur les vaisseaux hémorroïdaux ; elle se manifeste par une démangeaison insupportable, ou bien par un flux de sang toujours fort modéré, et quelquefois encore par une éruption de petites pustules qui laissent échapper une sérosité blanchâtre, parfois assez abondante. Ces phénomènes n'arrivent que fort rarement et après un long usage d'une préparation aurifère. C'est le résultat d'une excitation particulière des systèmes veineux et lymphatiques qui entourent l'extrémité de l'intestin, et l'augmentation qui a lieu dans les sécrétions habituelles de ces vaisseaux est toute critique ; elle est souvent le signal que la cure est obtenue, et qu'on peut, sinon cesser le traitement, du moins le rendre bien moins actif.

L'or augmente très rarement la sécrétion salivaire ; mais alors ce n'est point une action vive, fâcheuse, comme celle du mercure, qui donne lieu à une salivation orageuse, dégoûtante, très douloureuse, qui fait du malade presque un objet d'horreur pour les personnes qui l'approchent, tandis que la salivation produite par l'or est un phénomène critique qui se borne à une

légère augmentation de la sécrétion habituelle sans gonflement de la langue, ni boursouflement des gencives,
ni ulcérations de toutes ces parties, salivation enfin
qui, loin de nuire au malade, lui est profitable. La suspension du traitement pendant quelques jours suffit pour
modérer cette excitation et ramener le calme.

Plusieurs fois j'ai remarqué un phénomène critique
dont n'ont point parlé les auteurs qui ont écrit sur cette
matière; c'est une éruption miliaire (*sudamina*) ressem-
blant assez à des morsures de puces; d'autres sont de
véritables petits boutons entourés d'une aréole et assez
analogues à ceux qui caractérisent l'éruption qu'on remarque chez les femmes en couche, qui ont eu d'abondantes transpirations après la fièvre de lait. L'une et
l'autre forme déterminent une démangeaison assez vive
qui cède au bout de quelques jours à l'usage de bains
tempérés, pris chaque jour, et prolongés pendant deux
ou trois heures. Il est aussi nécessaire, dans ces cas, de
suspendre le traitement pendant six à huit jours. Ce
phénomène doit reconnaître pour cause l'excitation de
la peau causée par le traitement, et on peut dire que
ces éruptions sont des formes exagérées des sueurs critiques, que provoquent les préparations aurifères.

La menstruation est augmentée chez les femmes qui
font usage des préparations d'or : aussi conviennent-elles
dans quelques aménorrhées ou dysménorrhées par atonie
locale ou générale. Cette excitation portée sur l'organe
utérin n'est pas assez énergique pour qu'on doive suspendre le traitement pendant le moment de la menstruation, à moins toutefois que la personne ne soit dispo-
sée aux pertes utérines, ou au moins à un flux très

abondant. Le plus souvent, c'est une action bienfaisante qui détermine l'augmentation et procure la régularisation de cette évacuation naturelle.

Me voici arrivé à l'exposition des faits qui doivent servir de démonstration à tout ce que j'ai avancé de l'efficacité des préparations aurifères ; mais surtout des oxides d'or, pour guérir les maladies scrofuleuses.

OBSERVATION PREMIÈRE.

—

Joséphine R., âgée de dix ans, aux cheveux blonds , d'une constitution éminemment lymphatique, ayant cependant toujours joui d'une bonne santé , vint me consulter pour la première fois, le 20 avril 1838.

Depuis un an, elle a commencé à remarquer que de temps en temps il lui survenait dans les fosses nasales de petites croûtes qui , après leur chute, permettaient l'écoulement de quelques gouttelettes de sang ; il existait en même temps un léger gonflement des ailes du nez et de la lèvre supérieure, accompagné souvent de gerçures de ces mêmes parties, principalement de la dernière. Ces symptômes allèrent en augmentant de telle façon, qu'au mois d'avril la figure de la jeune malade était remarquablement difforme ; alors aussi, la lèvre supérieure était sillonnée de trois gerçures assez profondes qui fournisssaient du sang , lorsque la jeune fille mangeait, riait, ou parlait. Les ulcérations situées dans les fosses nasales prirent aussi de l'accroissement , de manière à en obstruer l'entrée par de grosses croûtes brunâtres.

Je soumis de suite la malade à l'usage du stannate d'or, à la dose de un 10° de grain chaque jour, et à un régime tonique.

Juillet. Joséphine R. est beaucoup mieux ; pendant les

deux premiers mois du traitement, les gerçures des lèvres ont complétement disparu ; les ulcérations des fosses nasales ont beaucoup diminué. Cependant, comme
de petites croûtes persistent, et que la figure n'a pas repris son aspect normal, je hâte la guérison au moyen
de la pommade de proto-iodure de mercure. Après un
mois d'usage ce cette pommade, les croûtes ont disparu,
et les ulcérations superficielles de la membrane mu-
queuse sont entièrement cicatrisées : il ne reste plus que
le gonflement de la lèvre supérieure. Le traitement intérieur est continué avec augmentation de la dose de
stannate d'or, dont le malade prend aujourd'hui un
5ᵉ de grain.

Septembre 1838. Le nez continue d'aller bien, et la guérison obtenue ne s'est pas démentie ; il reste seulement
un léger gonflement de la lèvre supérieure, qui, néanmoins, a beaucoup diminué de volume ; la santé de
cette jeune fille est excellente. On cesse tout traitement.

OBSERVATION DEUXIÈME.

Marie S., âgée de trois ans , d'une assez bonne constitution , quoique lymphatique , n'avait éprouvé , depuis sa naissanse, que quelques légers dérangements des fonctions digestives; lorsque, dans le courant de l'hiver il se manifesta au-dessous du corps de la mâchoire inférieure, près du menton, un engorgement ganglionnaire de cette partie , qui prit peu à peu de l'accroissement , s'enflamma et finit par former un abcès d'un médiocre volume, avec rougeur de la peau, mais peu d'amincissement. Ces symptômes reconnus par le confrère qui donnait des soins à cette enfant, comme étant de nature scrofuleuse, furent combattus par quelques préparations d'iode qui n'amenèrent aucun amendement. L'abcès étant formé et étant reconnu assez avancé pour être ouvert, une lancette y fut prolongée à deux endroits voisins l'un de l'autre, et il s'écoula une petite quantité de pus ; la plaie fut pansée avec une mèche, afin d'opérer par la suppuration un dégorgement complet.

C'est sur ces entrefaites que je fus consulté pour la première fois , le 9 mars 1838. Je prescrivis de suite un 12e de grain de stannate d'or incorporé dans du chocolat, que la petite malade devait prendre tous les matins à jeun. Je la mis à un régime tonique et je conseillai de

conserver au bras un vésicatoire, qui avait été précédemment conseillé.

15 *avril*. La petite Marie , qui avait le teint pâle, jaunâtre, a déjà repris de la fraîcheur ; son embonpoint, qui
était diminué, est revenu à son état primitif; l'appétit
est excellent, les digestions se font très bien , et la
gaieté a succédé à un état de pleurs presque continuel.
Les plaies du cou sont cicatrisées depuis quelque temps ;
il ne reste presque plus de gonflement dans les ganglions qui étaient engorgés. On voit donc qu'il y a une
amélioration fort remarquable dans l'état général et local de la maladie. — Le stannate d'or est prescrit à la
dose de 1/10ᵉ de grain.

1ᵉʳ *juin*. La guérison de cette malade est complète
sous tous les rapports. C'est à peine si on peut trouver
la trace de petites cicatrices; il n'y a plus aucun engorgement, la santé générale est parfaite. Je fais sup-
primer le vésicatoire qui cause une démangeaison insupportable, et je fais continuer l'administration du
stannate d'or à la dose de 1/8ᵉ de grain.

Fin septembre 1838. Le traitement a été continué jusqu'à ce moment, afin d'assurer une guérison qu'on peut
considérer aujourd'hui (mai 1839) comme définitive.

OBSERVATION TROISIÈME.

—

Mademoiselle H... , âgée de treize ans, d'une constitution éminemment lymphatique, ayant peu d'embonpoint, n'est pas encore réglée ; son enfance n'a été
marquée par aucune éruption du cuir chevelu, ni par
le développement de glandes au cou, et jusqu'en mai
1837 elle avait joui d'une assez bonne santé. A cette dernière époque , et sans aucune cause connue, une petite
tumeur indolente, sans changement de couleur à la peau,
commença à se développer sur la joue, à la hauteur et
au voisinage du conduit auditif. Cette tumeur parut
avoir son siége dans le tissu cellulaire sous-cutané ; son
volume augmenta lentement; peu à peu la peau devint
rouge, puis violacée, la fluctuation fut manifeste, et
enfin, au mois de juin, je me décidai à ouvrir cet
abcès au moyen de l'instrument tranchant.

L'âge de la jeune fille , sa constitution , et surtout la
marche très lente de la maladie, me firent diagnostiquer
une tumeur scrofuleuse, peu grave, contre laquelle
j'avais quelque répugnance à faire subir un traitement
général qui devait avoir une certaine durée ; mais la
crainte de voir cette petite plaie devenir une fistule
intarissable, et celle aussi de voir se développer de nouvelles ganglites, me décidèrent à administrer le stannate
d'or à la dose de 1/8ᵉ de grain par jour. Le traitement
fut commencé les premiers jours de juillet; mais dès le

mois de mai la jeune malade avait été soumise à un régime tonique, et, on l'a vu, sans aucun résultat satisfaisant.

1er *octobre*. La plaie est cicatrisée depuis quelques
jours, mais il reste encore dans le fond un petit
noyau dur, du volume d'une amande, qui diminue de
jour en jour. Du reste, la malade va très bien, et bientôt
il ne restera plus de cette légère maladie scrofuleuse
que la cicatrice indélébile qui témoignera toujours de
sa nature.

Août 1838. Le traitement, qui a été discontinué au
moment des froids de l'hiver dernier, a été repris au
printemps de cette année, à cause d'un léger gonflement
qui est survenu à l'endroit cicatrisé; il n'a point eu de
suites fâcheuses, puisqu'il ne s'est pas développé de
nouvel abcès; l'ancienne cicatrice a laissé seulement
suinter un peu de sérosité. La santé générale est excellente; cependant, par surcroît de précaution, j'ai fait
subir à la jeune H... un nouveau traitement de quatre
mois, pour assurer le succès de la cure précédemment
obtenue. La jeune malade va aujourd'hui (mai 1839)
parfaitement bien.

RÉFLEXIONS.

J'ai souvent constaté un fait qui paraît difficile à
expliquer; c'est de voir au milieu d'une nombreuse
famille, dont la plupart des membres jouissent de la
meilleure santé, sont d'une excellente constitution, un
seul, atteint de scrofules plus ou moins graves. Dans
le cas que je viens de rapporter, il en est autrement;
tous les enfants de cette famille sont affectés de symp-

tômes scrofuleux, qui ont manifesté leur existence sur diverses parties du corps. Ainsi, le fils aîné avait depuis nombres d'années, dans les fosses nasales, des ulcérations scrofuleuses que j'ai traitées avec succès par la méthode aurifère ; une fille plus jeune que celle dont je viens de tracer l'observation, a été, à plusieurs reprises, atteinte d'ophthalmies scrofuleuses avec gonflement des glandes du cou, je me propose de lui faire suivre le même traitement ; un autre frère, plus jeune encore, porte dans la région inguinale les traces indélébiles de cette même maladie, consistant en cicatrices caractéristiques, qui se rompent quelquefois pour laisser suinter une quantité notable d'un pus sanieux, et tel que celui fourni par les abcès scrofuleux. Il existe un autre enfant, encore en nourrice à la campagne, sur lequel je ne possède aucun renseignement.

Devons-nous admettre pour tous ces enfants, issus du même père et de la même mère, que la maladie provient des parents ? La mère, sans être scrofuleuse, ni même maladive, est cependant d'une constitution éminemment lymphatique ; mais le père est d'une forte constitution, bien musclé, et d'un tempérament sanguin-nerveux. On voit combien, dans ce cas, il est difficile d'établir une bonne étiologie d'une maladie qui cependant sévit sur une famille tout entière, et si on veut admettre une cause héréditaire, on ne peut guère la baser que sur la santé de la mère.

OBSERVATION QUATRIÈME.

—

L***, âgé de neuf ans, d'une constitution éminemment lymphatique, a été atteint à plusieurs reprises d'ophthalmies de nature scrofuleuse, notamment au mois de janvier 1836. Cette dernière fut assez aiguë et opiniâtre ; elle nécessita l'emploi d'un traitement antiphlogistique rigoureux. Les frictions mercurielles, employées après les saignées locales, réussirent admirablement. Pendant tout l'été qui suivit la guérison de cette ophthalmie, cet enfant présenta un gonflement et une rougeur notables du nez, dont souvent en se mouchant il s'écoulait, avec une assez grande quantité de mucus purulent, quelques gouttes de sang. Malgré la plus grande propreté, les lotions émollientes souvent répétées et l'emploi d'un vésicatoire au bras, la maladie continua de faire des progrès, et la lèvre supérieure se tuméfia considérablement.

N'obtenant aucun résultat de tous les moyens mis en usage jusqu'alors, je me décidai, le 18 octobre 1837, à tenter le stannate d'or, que je donnai à 1/12e de grain incorporé dans du chocolat ; je prescrivis en même temps un régime tonique ; le vésicatoire fut conservé.

1er *janvier* 1838. Jusqu'alors je n'ai obtenu que peu de changement dans l'état du malade ; l'ophthalmie a de nouveau reparu pendant une quinzaine de jours. J'ai fait pratiquer deux applications de sangsues, suivies de frictions mercurielles, qui avaient si bien réussi précédemment, et dont j'ai retiré les mêmes avantages. La santé de cet enfant est satisfaisante, l'appétit est excellent. Continuation du stannate d'or, dont le petit malade prend chaque jour 1/6ᵉ de grain.

Mars. Depuis deux mois la position du malade a bien changé; non seulement l'ophthalmie n'a point reparu, mais le nez a beaucoup moins de volume. Le mucus purulent qui s'écoulait en si grande quantité de la membrane pituitaire a bien diminué, il n'est plus mêlé de sang. Je fais continuer le stannate d'or à la dose d'un tiers de grain par jour.

Juin. Depuis deux mois, la guérison du nez est complète; l'enfant se mouche sans difficultés; il n'y a plus de pus ni de sang mêlé au mucus nasal; il ne reste aucun gonflement, pas même de rougeur au nez. L'ophthalmie n'a pas reparu. La santé est excellente. Quoique la guérison ait été complète au mois d'avril, je n'en ai pas moins fait continuer le traitement jusqu'au 21 de ce mois, afin de m'assurer de la solidité de cette cure.

RÉFLEXIONS.

La maladie dont je viens de tracer l'histoire n'était sans doute pas grave; cependant l'ophthalmie scrofuleuse avait reparu à plusieurs reprises, encore même au début du traitement. Quand ce dernier n'aurait eu pour résultat que de prévenir le retour de cette maladie, qui donne si souvent naissance à des taies de la cornée, j'aurais déjà rendu un grand service à cet enfant. Sous ce rapport, mon but a été complétement atteint, puisqu'il n'y a point encore aujourd'hui (mai 1839) de rechute. La maladie des fosses nasales, qui consiste dans une ulcération de la membrane pituitaire, est souvent difficile à guérir, et même persiste quelquefois des années, tandis qu'elle a cédé rapidement à l'usage des préparations d'or.

OBSERVATION CINQUIÈME.

—

Antoinette A..., (rue Neuve des Capucines), âgée de sept ans, aux cheveux châtains, d'une constitution lymphatique, ayant eu les diverses fièvres éruptives propres à l'enfance, fut prise, au mois de mai 1837, d'une ophthalmie scrofuleuse. Cette inflammation, peu grave d'abord, ne faisant que des progrès lents, prit tout-à-coup un accroissement tel qu'elle parvint au degré le plus élevé avec gonflement considérable de la conjonctive (*chémosis*). Je dus combattre cette affection par un traitement antiphlogistique énergique : applications répétées de sangsues derrière l'oreille, pédiluves sinapisés, boissons délayantes d'abord, puis laxatives, et la diète. Ce qui parut le mieux réussir, ce fut l'onguent mercuriel double dans lequel je fis incorporer de l'extrait d'opium, et que je fis employer en frictions sur le front et les tempes jusqu'à la manifestation des prodromes de la salivation ; celle-ci fut légère et de peu de durée. Une conjonctivite légère qui persistait fut combattue avec succès par un vésicatoire au bras.

Depuis le mois de juillet jusqu'au mois de mars 1838, Antoinette a joui d'une assez bonne santé; mais à cette dernière époque il se manifesta sur le côté droit du cou une petite tumeur qui s'accrut lentement. Je me contentai d'abord de combattre cet engorgement des ganglions sous-maxillaires par la chaleur qu'on y maintenait à l'aide de la flanelle, par des cataplasmes émollients, et enfin par la pommade de proto-iodure de mercure : ces moyens n'arrêtèrent point la marche de la maladie. Mon but, en agissant ainsi, était de m'assurer si cette ganglite était bien scrofuleuse, ou si elle ne tenait point simplement à un refroidissement ou à la dentition, auquel cas elle devait céder à l'emploi des moyens simples mis en usage. Cependant, à la fin du mois de mai, reconnaissant que depuis près de trois mois le gonflement augmentait tous les jours ; voyant que l'engorgement avait atteint le volume d'un gros œuf de poule, et que surtout la suppuration s'y développait, je prescrivis le stannate d'or à la dose d'un douzième de grain, que je fis incorporer dans du chocolat ; je fis continuer le régime tonique que j'avais prescrit à dater du mois de mars. Depuis que l'inflammation s'était développée dans la tumeur, j'avais fait cesser l'emploi de la pommade pour ne faire usage que des cataplasmes émollients.

Vers le 15 de juin, l'abcès formé s'ouvrit spontanément, et il s'en écoula une grande quantité de pus séro-albumineux dans lequel on distinguait des flocons ou grumeaux presque caractéristiques des abcès scrofuleux. Je donnai alors 1/8e de grain de stannate d'or. Tous les symptômes généraux qui s'étaient manifestés pendant les huit ou dix jours qui avaient précédé l'ouverture de l'abcès, tel qu'un peu de fièvre, la diminution de l'appétit, du sommeil, la tristesse, etc., se dissipèrent peu de jours après la sortie du pus.

15 juillet. Quoique la plaie rende une très grande quantité de pus, elle est en fort bon état ; la suppuration est de bonne nature ; elle est consistante, d'un blanc jaunâtre, d'une odeur beaucoup moins nauséabonde que dans les premiers temps de l'ouverture de l'abcès. L'état général de la malade est satisfaisant : elle reprend un peu de couleur, de vie; ses forces, un instant abattues, sont revenues; le sommeil est bon. Je prescris le stannate d'or à la dose d'un 6ᵉ de grain.

15 *août*. La plaie est complétement cicatrisée, la malade va de mieux en mieux, on pourrait même la considérer comme complétement guérie si on n'avait égard qu'aux symptômes extérieurs; en effet, cette plaie, qui avait au moins deux pouces de longueur, s'est cicatrisée presque en aussi peu de temps que si elle n'était point entretenue par un vice interne. Mais cette disparition des symptômes locaux ne m'empêche pas de faire continuer le stannate d'or à la dose d'un quart de grain.

15 *octobre*. La petite fille va très bien; la cicatrice est restée solide, l'appétit est excellent; toutes les fonctions se font avec une grande régularité. Antoinette se livre à tous les exercices et à tous les jeux de son âge. Je continue l'administration du stannate d'or à la dose de 1/2 grain, que je ne compte pas dépasser.

1ᵉʳ *janvier* 1859. La malade continue d'aller très bien; la cicatrice est solide et peu visible. Le traitement a été continué jusqu'à ce jour, mais je crois pouvoir le faire cesser.

1ᵉʳ *mai*. Il n'y a aucune rechute, pas plus de l'ophthalmie que des autres accidents scrofuleux.

OBSERVATION SIXIÈME.

—

P*** , âgée de dix ans et demi, d'une constitution chétive et éminemment nerveuse, eut à l'âge de sept ans et
demi une éruption dartreuse qui couvrait la face, une partie de la poitrine et tout le bras droit. Consulté à cette époque pour cette petite fille, je prescrivis l'oxide d'or par
la potasse incorporée dans du chocolat. La maladie diminua lentement et finit par disparaître après six mois
de traitement.

Depuis lors, jusqu'à la fin de l'hiver de 1837-1838,
cette enfant, quoique d'une faible constitution, n'é-
prouva cependant aucun dérangement notable dans sa
santé. Mais dans les premiers jours du mois de mai il se
développa au côté droit du cou une petite tumeur que
je jugeai de prime abord de nature scrofuleuse ; cependant je me bornai pendant quelques jours à conseiller
l'emploi de la flanelle appliquée sur le cou et à tenir
l'enfant chaudement. Malgré les grands soins qu'on eut
de cette petite malade, la tumeur augmenta. Averti par
le sort de sa sœur, qui a succombé à l'hôpital Saint-Louis
dans le service de M. Alibert, je me hâtai (8 mai) de
prescrire le stannate d'or à la dose de $1/12^e$ de grain et
de la mettre à un régime légèrement tonique, à cause
de l'inflammation qui paraissait commencer à se développer dans la tumeur.

Juin 1838. La tumeur a beaucoup augmenté, elle a

acquis le volume d'un œuf de poule, puis l'inflammation s'y est développée, et une collection de pus s'est formée; elle s'est fait jour spontanément à la fin de ce mois. Pendant les dix ou douze jours qui ont précédé cette crise, la malade a eu des frissons, particulièrement vers le soir; elle a eu de la fièvre, la perte de l'appétit s'en est suivie; ces symptômes généraux ont disparu aussitôt après l'ouverture de l'abcès; celle-ci a été suivie également d'une diminution considérable de la tumeur. La suppuration est abondante; le pus, qui d'abord était séreux, mêlé de flocons albumineux, a pris de la consistance. L'odeur infecte, nauséabonde, qu'il exhalait, a déjà beaucoup diminué; les symptômes généraux, fâcheux, qui s'étaient un instant manifestés, n'ont point reparu; l'appétit revient assez bon, ainsi que le sommeil, les forces renaissent; j'en profite pour engager la malade à prendre de l'exercice au grand air. La pâleur, qui existe depuis longtemps, commence à être remplacée par un léger coloris; la vitalité est sensiblement augmentée. Le stannate d'or est continué avec augmentation progressive de la dose, qui est actuellement portée à $1/7^e$ de grain chaque jour. Le régime est rendu plus tonique; il se compose actuellement de viandes noires, rôties ou grillées; je fais prendre à chaque repas une petite quantité de vieux vin de Bordeaux.

Juillet. La jeune malade va de mieux en mieux; elle prend beaucoup d'exercice, saute à la corde; sa santé générale est excellente. La suppuration diminue et la plaie commence à se cicatriser. Le gonflement des ganglions sous maxillaires a complétement disparu. Le stannate d'or est donné à la dose de $1/4$ de grain chaque jour.

Septembre. Dans les premiers jours de ce mois, la malade a éprouvé dans sa santé un dérangement notable : douleurs assez violentes du ventre sans déjections alvines, fièvre, perte de l'appétit, et surtout céphalalgie, des plus violentes suivies d'assoupissement. Ces symptômes ont été combattus par des pédiluves sinapisés souvent répétés, par la diète, les boissons délayantes et la suspension du stannate d'or. Ces accidents durèrent quatre à cinq jours seulement, et après huit jours de suspension le traitement fut repris. Ce dérangement momentané de la santé de la malade n'a entravé en rien la marche de la cicatrisation, qui est maintenant très avancée.

15 *novembre.* La cicatrisation de la plaie du cou est complète; cette cicatrice a au moins deux pouces de longueur; elle est presque linéaire, sans nodosités. Je crois devoir ce résultat à ce que, dans les derniers temps, j'ai souvent touché avec le nitrate d'argent fondu les petites inégalités de la surface de la plaie.

1er *mai* 1839. Depuis le mois de novembre que la cicatrisation a été obtenue, elle ne s'est point démentie ; la santé de la malade est remarquablement améliorée, son appétit est beaucoup augmenté. Quoiqu'elle grandisse considérablement, elle a pris de l'embonpoint, de la vigueur, et surtout de la fraîcheur.

RÉFLEXIONS.

La réussite complète que j'ai obtenue chez cette jeune fille ne doit-elle pas me faire regretter de n'avoir pu continuer le traitement de sa sœur, qui, comme nous l'avons dit, est allée mourir à l'hôpital Saint-Louis? Ne dois-je pas croire que je fusse arrivé à un aussi bon résultat?

Pourquoi, pourra-t-on dire, le traitement employé contre l'affection dartreuse trois ans avant le développement de la maladie scrofuleuse, n'a-t-il pas pu le prévenir? Je pense que cela tient à la non-continuation du traitement que les parents se sont hâtés d'interrompre aussitôt ou au moins peu de temps après la disparition de la dartre. Car, ainsi que je l'établirai plus tard, malgré des différences dans la forme, il y a une grande analogie entre ces deux maladies, qui appartiennent au même système organique, au système lymphatique, et dont les mêmes moyens triomphent également.

OBSERVATION SEPTIÈME.

—

M. C..., âgé de dix-huit ans, d'une bonne constitution, d'un tempérament plutôt sanguin que lymphatique, avec des cheveux noirs, la peau très brune, avait toujours joui d'une assez bonne santé, lorsque, devenu sommelier chez un restaurateur, il se trouva sans cesse exposé au froid et à l'humidité, passant une grande partie de la journée dans des caves très sombres. C'est au milieu de circonstances hygiéniques aussi malfaisantes qu'il fut pris, à la fin de l'année 1829, d'un gonflement léger des ganglions qui avoisinent l'oreille. Bientôt ceux du cou participèrent à ce gonflement, et après plusieurs mois d'un accroissement lent, mais continuel, MM. Dupuytren et Lisfranc furent consultés. Le premier conseilla un traitement antiscrofuleux sans autre indication ; le second prescrivit la tisane de houblon et du sirop tonique. Une partie de la tumeur située près de l'oreille s'étant ramollie, le même chirurgien conseilla d'en faire l'ouverture avec l'instrument tranchant, ce qui fut rendu inutile par l'ouverture spontanée de cet abcès.

C'est environ un mois après (15 avril 1830), que je fus consulté par M. C... L'abcès en suppuration ne paraissait avoir aucune tendance vers la cicatrisation, et il donnait issue à un pus séreux, mal lié, dont l'écoulement, quoique abondant, ne procurait aucune diminution dans cet engorgement, et encore moins dans les ganglions du cou. Jusqu'alors, le malade avait continué de se livrer à ses travaux, qui le tenaient pour ainsi dire enseveli vivant dans des lieux qui ne recevaient jamais l'influence bienfaisante de la lumière solaire ; mon premier soin fut de lui faire quitter sa profession ; puis, je le mis à un régime tonique et lui fis prendre de l'exercice en plein air, et en même temps commencer l'usage de l'oxide d'or par l'étain, qui fut donné de suite à la dose de 1/8ᵉ de grain chaque jour , en l'incorporant dans l'extrait de fumeterre. Le premier effet du traitement fut d'augmenter la quantité du pus fourni par l'abcès et d'en modifier de suite la nature ; de séreux, nauséabond, mêlé de flocons albumineux, il devint lié, d'une couleur blanche jaunâtre, et présentant une consistance convenable. La santé générale du malade fut également améliorée. Enfin, après deux mois seulement de traitement, pendant lequel la dose du stannate d'or fut augmentée progressivement, le malade avait repris ses forces et ses couleurs ; l'appétit surtout avait singulièrement augmenté.

Juillet. A la fin de ce mois , le gonflement des ganglions qui entourent l'ulcération a presque complétement disparu. Cette ulcération elle-même est cicatrisée ; et cette cicatrice, au besoin, pourrait encore témoigner de la nature de l'affection, puisqu'elle présente tous les caractères de la cicatrice scrofuleuse. Elle est encore rouge, et présente de petites brides qui font facilement distinguer ces cicatrices de celles de plaies ordinaires. La santé de M. C... est aujourd'hui excellente, et telle même qu'il voulait discontinuer son traitement. Je ne me rendis point à ses désirs, et je le lui fis continuer jusqu'au 15 décembre, ce qui compléta six mois d'usage du stannate d'or. Je lui conseillai encore de continuer pendant tout l'hiver le régime prescrit au début du traitement.

RÉFLEXIONS.

Ce qui frappe le plus dans cette observation, c'est la promptitude de la guérison obtenue en trois mois et demi. Cet étonnement cessera bientôt si on veut remarquer que cette maladie était tout-à-fait accidentelle. En effet, elle est venue atteindre un jeune homme fort, vigoureux, d'une excellente constitution ; mais alors que cette bonne constitution se trouvait altérée par un séjour prolongé dans des caves humides, non éclairées. La soustraction du malade à l'influence d'une cause si puissante de maladie aurait-elle pu seule procurer le rétablissement complet ? Le trouble profond apporté dans la santé me paraît devoir rendre la solution de cette question douteuse. En admettant même l'affirmative, on peut bien croire que la guérison se serait fait plus long-temps attendre. Quels étaient d'ailleurs les inconvénients du traitement employé ? aucun ; il est venu agir concurremment avec l'action bienfaisante de l'air, de la lumière et de l'insolation.

OBSERVATION HUITIÈME (1).

M. Achille M... est aujourd'hui (10 janvier 1835) âgé de dix-sept ans et demi. A l'exception d'une grande maladie qu'il fit à l'âge de sept ans , il s'est toujours bien porté jusqu'à quinze ans et demi. Vers cette époque , il éprouva pendant quelques jours un état assez singulier, qui consistait dans un froid général s'emparant de lui plusieurs fois par jour, et que le feu d'un poêle fortement chauffé ne parvenait point à vaincre. C'est peu de temps après que le malade remarqua quelques grosseurs qui lui étaient survenues au cou, sous la mâchoire inférieure, et qu'il dissimula le plus qu'il put ; mais enfin il fallut bien les laisser voir et consulter , tant ces engorgements prirent bientôt de l'accroissement. — Le médecin auquel on s'adressa soumit M. Achille à l'usage d'une tisane de fumeterre et de pensée sauvage, fit recouvrir les glandes engorgées de cataplasmes émollients qu'on renouvelait fréquemment , et ouvrit avec le bistouri tous les points qui devinrent fluctuants. Les bords de chaque incision qu'on pratiqua se renversèrent , et toutes ces plaies devinrent de véritables ulcères qui se couvrirent de nombreuses excroissances charnues, qu'on réprima sans cesse à l'aide de la cautérisation pratiquée avec la pierre infer-

(1) Cette observation a déjà été publiée et fait partie du premier mémoire de M. le docteur A. Legrand

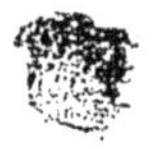

nale, méthode qui agrandit considérablement les ulcères existants. Cependant, tous les foyers morbides se vidant bien à l'aide d'une abondante suppuration, il ne resta bientôt plus que des ulcérations superficielles, que le malade conserva jusqu'au commencement de l'année 1838.

A cette seconde époque, vers la fin du mois de février, de nouveaux engorgements se manifestèrent ; mais ceux-ci firent des progrès tellement rapides, qu'en moins de dix ou douze jours le cou avait acquis un volume effrayant, au point que les yeux étaient presque entièrement cachés par les joues, refoulées vers les orbites. L'engorgement n'avait sans doute pas moins fait de progrès à l'intérieur, puisque la déglutition était si difficile que le malade ne pouvait plus prendre que des aliments liquides, qu'il ne parvenait même à avaler qu'avec la plus grande difficulté. La tête, par suite d'un engorgement si considérable, avait acquis un tel poids, que le malade ne pouvait plus la porter, et il se vit obligé de garder le lit afin qu'elle fût toujours appuyée. Enfin, on pourra se faire une idée de l'énormité de cet engorgement, quand j'aurai dit qu'un ruban, dont les deux bouts venaient se réunir sur le sommet de la tête, après avoir passé sous le menton et sur les pommettes, avait (la mesure ayant été prise au moment du plus grand développement de la maladie) une longueur de 950 millimètres (3 pieds moins 9 lignes), tandis que, maintenant que tout est rentré dans l'état normal, cette même mesure ne donne plus que 620 millimètres (2 pieds moins 1 pouce), ce qui donne une différence d'un peu plus d'un pied.

Tel était l'état de M. Achille M... quand je fus consulté 11 avril 1834).

Le malade fut immédiatement soumis à l'usage du stannate d'or administré en pilules, en l'associant à un extrait insignifiant. La dose de l'oxide fut d'abord de 1/5. de grain par jour, et, lentement augmentée , elle fut portée à 1 grain le 15 septembre , et soutenue à ce degré jusqu'au 15 novembre, époque où la cure était complète ; ce qui ne m'empêcha point d'en faire continuer l'usage jusqu'au 15 janvier de l'année 1835. Ainsi, dans un intervalle de sept mois , qui , par suite de la négligence du malade, ne forment que six mois effectifs de traitement, M. Achille a consommé 128 grains d'oxide d'or par l'étain. Une trentaine de grains ont été pris depuis pour assurer cette cure ; en tout donc 158 grains.

J'ai aussi ouvert plusieurs foyers purulents qui se sont développés pendant la durée de ce second traitement. Le pus de ces abcès , quoique n'ayant point encore toutes les qualités désirables , ce qui arrive bien rarement dans ces maladies , était cependant de bien meilleure qualité que celui des premiers abcès , qui ne fournirent qu'une véritable sanie. C'est, du reste, un effet constant des préparations aurifères que d'améliorer la nature du pus sécrété. Pendant une grande partie du traitement, le malade eut aussi des urines très copieuses, très épaisses, exhalant une fort mauvaise odeur, et fournissant un dépôt abondant. Dans les premiers moments , l'appétit du malade était nul, il fut même long à revenir ; cependant il reparut vers la fin du traitement ; il est maintenant, et déjà depuis plusieurs mois , excellent, et les digestions sont parfaites.

C'est au sujet de ce malade que j'ai eu l'honneur d'écrire (22 octobre 1836) à l'Académie des sciences dans les termes suivants:

« Monsieur le Président , je crois faire une chose
» utile en vous donnant des nouvelles du jeune Achille
» M..., dont M. le docteur A. Legrand a eu l'honneur
» de vous adresser l'observation en janvier 1835 , et que
» j'ai présenté avec lui à M. le professeur Roux. Ce
» jeune homme habite maintenant Mulhausen , et comme
» j'ai fréquemment de ses nouvelles, je puis affirmer
» qu'il continue de jouir de la meilleure santé, et qu'il
» n'a , depuis le moment où il a cessé son traitement (15
» janvier 1835) , ressenti aucun symptôme de son an-
» cienne maladie.

» Je pense qu'il ne sera pas sans intérêt de faire con-
» naître à l'Académie que le frère d'Achille est atteint,
» quoique moins gravement , de la même maladie. Il
» est dans ce moment soumis au même traitement, et il
» éprouve déjà dans son état une notable amélioration.»

Cette amélioration annoncée à cette époque à l'Académie des sciences n'a pas tardé à être transformée en un succès complet, et l'histoire d'Amédée arrive naturellement après celle de son frère, dont la guérison ne s'est pas démentie depuis qu'elle a été obtenue, c'est-à-dire depuis quatre ans et demi (mai 1839).

OBSERVATION NEUVIÈME.

—

Amédée M..., d'une bonne constitution, avait toujours joui d'une excellente santé jusqu'à l'âge de dix ans, époque où apparut sur le bras droit une dartre qui s'étendit jusque sur la poitrine du même côté. Cette dartre vive laissait continuellement suinter un liquide roussâtre, et donnait lieu à une démangeaison insupportable. Peu de temps après son apparition, il se manifesta à la région sous-maxillaire droite quelques ganglions, qui acquirent le volume de trois à quatre petites noix placées les unes à côté des autres. Ces glandes étaient très dures et commençaient à perdre leur mobilité sous la peau, qui n'avait point changé de couleur. Amédée, quoique d'une bonne constitution, avait cependant très peu d'embonpoint. Les fonctions digestives étant en bon état, je commençai le traitement immédiatement.

Au mois de février 1836, je le soumis à l'action de l'oxide d'or par l'étain (stannate d'or) à la dose de 1/8e de grain chaque jour; je le mis au régime tonique des maladies scrofuleuses, et je ne fis aucune application topique sur la dartre ni sur les ganglions engorgés : j'augmentai progressivement la dose d'oxide.

Déjà, *au mois de juin*, je commençai à obtenir une diminution du volume des ganglions sous-maxillaires, qui avaient incessamment pris de l'accroissement, même après le traitement commencé ; ils étaient plus mobiles sous la peau. La dartre avait éprouvé de notables modifications ; ainsi, au début du traitement, elle avait rendu une plus grande quantité de sérosité roussâtre , avait pris une rougeur plus intense, et la démangeaison fut tellement vive que le jeune malade, pendant le sommeil, se grattait de manière que le matin l'éruption était couverte de sang. Ces symptômes avaient ensuite diminué d'intensité. Le traitement avait aussi agi d'une manière favorable sur les fonctions digestives, qui devinrent très actives, et le malade consomma journellement une quantité énorme d'aliments. — Il est arrivé à prendre un tiers de grain de stannate d'or par jour.

Octobre. Le traitement a tout le succès désiré ; la dartre a complétement disparu, après avoir chaque semaine présenté de la diminution dans son étendue ; elle a laissé peu de traces sur la peau affectée , car elle était superficielle ; les ganglions sont bien séparés les uns des autres ; ils ont beaucoup diminué de volume, et ne sont plus gros chacun que comme une très petite noisette. Amédée se porte à merveille , il se développe. — Continuation de traitement sans augmentation de la dose d'oxide, dont le malade consomme actuellement un grain par jour.

Mai. Depuis le mois de février, tous les symptômes de cette affreuse maladie, qui faisait incessamment des progrès et qui menaçait de devenir aussi grave que celle du frère, ont disparu ; il ne reste aucune trace de l'engorgement des ganglions lymphatiques du cou , et si le traitement a été continué jusqu'à ce jour, c'est pour bien assurer cette guérison. Au printemps, la dartre, ou plutôt le siége de cette maladie, n'a fait éprouver aucune démangeaison à notre jeune homme.

Cette cure ne s'est pas démentie depuis deux ans qu'elle a été obtenue, et Amédée continue de jouir, comme son frère, de la plus excellente santé.

RÉFLEXIONS.

C'est moins la gravité de cette maladie qui doit être remarquée, que sa complication. En effet, j'ai eu affaire en même temps à une maladie dartreuse et à une maladie scrofuleuse, et ces deux affections ont heureusement trouvé dans le stannate d'or un médicament qui convenait à chacune, prise séparément ; aussi n'ai-je point un instant douté du succès merveilleux que j'ai en définitive obtenu.

OBSERVATION DIXIÈME.

—

M***, âgé de trois ans , me fut amené au mois de mars 1834. Sans avoir la constitution éminemment scrofuleuse, il est lymphatique, et a été pris déjà d'engorgements légers et peu durables des ganglions cervicaux. Depuis un an à peu près, un engorgement ou plutôt un gonflement s'est manifesté au doigt annulaire et au cinquième os du métacarpe de la main droite ; ces engorgements sont devenus douloureux et ont formé des abcès qui se sont ouverts et ont laissé des fistules annonçant l'altération des os de cette partie. La main est déjà déformée par la carie de l'os du métacarpe, qui soutient le doigt annulaire, dont la mobilité est perdue.

Le traitement fut commencé immédiatement : l'oxide d'or par l'étain (stannate d'or) fut donné à la dose de 1/10e de grain. Je ne pus pas compter sur le concours de circonstances hygiéniques favorables, car cet enfant appartient à des parents pauvres, mal logés, habitant un des quartiers les plus malsains de la capitale (rue du Bon-Puits-Saint-Victor, n° 3) un petit logement au rez-de-chaussée, mal aéré, peu éclairé ; la nourriture fut aussi des moins appropriées à sa maladie ; il y avait impossibilité de modifier ces circonstances hygiéniques.

Mai. J'ai déjà obtenu de l'amélioration : le premier effet du traitement a été d'augmenter la quantité de la suppuration, qui est devenue de meilleure qualité, et la fistule survenue la dernière commence à marcher vers la cicatrisation. L'oxide d'or est continué avec augmentation de la dose, qui est portée à 1/4 de grain ; le traitement est de temps en temps interrompu, soit par l'insouciance des parents, soit et plutôt à cause de leur misère.

Juillet. Je suis déjà arrivé à obtenir la cicatrisation de la plus petite fistule ; l'autre sera cicatrisée d'ici à une quinzaine de jours, à moins que quelque circonstance ne vienne à en entraver la marche. Les mouvements de flexion du doigt annulaire sont encore impossibles. Continuation du traitement, qui est toujours suivi avec peu d'exactitude.

Octobre. La cicatrisation de la dernière fistule est complète depuis deux mois ; les mouvements d'extension se rétablissent, mais ils sont toujours difficiles. Du reste, la santé générale est très bonne. La guérison est complète et le traitement terminé.

Mai 1839. J'ai appris, il y a quelque temps, qu'il n'y avait point eu de rechute, et que M*** continuait de se bien porter.

OBSERVATION ONZIÈME.

—

Le jeune T***, demeurant rue des Trois-Canettes, dans la Cité, âgé de trois ans, d'une constitution éminemment scrofuleuse, ayant le teint pâle, étiolé, me fut amené, le 3 janvier 1834, à la consultation gratuite que la Société de médecine pratique donnait alors à l'Hôtel-de-Ville, et à laquelle assistaient MM. les docteurs Florence et Parent. La mère de cet enfant nous raconta qu'à l'âge d'un an à peu près, son enfant fut pris d'un engorgement inflammatoire du pied, qui persista long-temps et se termina par un abcès que M. Dupuytren ouvrit à l'Hôtel-Dieu. Ce premier mal, qui dura un an, ne guérit qu'au mois de février ou de mars 1833, époque à laquelle l'articulation huméro-cubitale droite devint à son tour le siége d'une semblable affection. Lorsque nous vîmes cet enfant, dix à onze mois après l'invasion de cette dernière maladie, l'articulation du coude était au moins aussi volumineuse que celle de la mère ; elle était très douloureuse, surtout lorsqu'on voulait lui imprimer le plus léger mouvement ; à la partie postérieure, nous trouvâmes deux trajets fistuleux qui suppurent peu et qui ont succédé à deux abcès, dont l'ouverture avait eu lieu spontanément au mois de décembre dernier. L'ankilose est presque complète ; du reste, la santé générale de cet enfant est peu dérangée ; l'appétit est bon, il n'y a pas de fièvre. Je mis de suite cet enfant à l'usage de l'oxide d'or par l'étain à la dose de 1/12ᵉ de grain par jour en l'incorporant dans une pastille de chocolat, qu'on fait prendre tous les matins à jeun. Le bras fut pansé avec de la pommade de concombre étendue sur du linge, et enveloppé dans un large cataplasme émollient.

Le 28 février, j'avais déjà obtenu une diminution considérable du volume de l'articulation malade, qui est toujours douloureuse ; les deux trajets fistuleux suppurent à peine ; quant aux mouvements, ils sont toujours aussi bornés. Le traitement est continué, mais avec augmentation de la dose d'oxide.

Le 21 mars, je revis cet enfant conjointement avec M. Florence, et cet estimable confrère a pu constater la guérison complète des trajets fistuleux et le retour de l'articulation à son volume presque normal : l'ankilose persiste toujours au même degré.

Le 5 juin, ce petit malade fut présenté à la séance de la Société de médecine pratique, et là les honorables membres qui assistaient à cette réunion, et particulièrement le vénérable président de cette Société, constatèrent que les mouvements de l'articulation malade étaient beaucoup plus étendus, et qu'il y avait une forte présomption qu'elle recouvrerait toute sa mobilité. En effet, le traitement fut continué jusqu'au mois de novembre suivant, époque où cet enfant fut présenté de nouveau à cette savante Société. T*** était alors parfaitement guéri, et pouvait exécuter sans douleur, avec le bras anciennement malade, des mouvements aussi variés et aussi étendus que ceux de l'articulation opposée.

L'année suivante, cet enfant fit une chute dans laquelle le coude porta et fut violemment contus. Sa mère, craignant qu'une maladie semblable à celle guérie depuis peu ne s'y développât, me l'amena ; je la rassurai, et me bornai à faire appliquer quelques sangsues et à faire couvrir pendant quelques jours cette articulation de cataplasmes émollients : au bout de huit à dix jours la guérison était complète.

J'ai eu dernièrement l'occasion d'avoir des nouvelles du jeune T*** (20 mars 1839), et j'ai pu m'assurer que sa guérison ne se démentait en aucune façon ; sa solidité se trouve donc confirmée par un intervalle de quatre ans et demi.

RÉFLEXIONS.

Je ne crois pas qu'on puisse attribuer cette cure, ni aux révolutions qui s'opèrent aux premières époques de la vie, puisque le jeune T*** n'était point arrivé à une de ces époques critiques ; ni à un changement d'habitation ou de régime, puisqu'il n'a pas quitté le quartier extrêmement malsain qu'il habitait, et que ses parents, peu aisés, n'ont pu changer sa nourriture. Je ne pense donc pas qu'on puisse élever le moindre doute dans ce cas sur la puissance médicatrice de l'oxide d'or employé.

Quant à la solidité de cette guérison, elle est déjà attestée par l'accident arrivé à cet enfant un an après et qui est demeuré sans suites fâcheuses. Qui ne sait, en effet, combien ont de tendance à récidiver ces maladies sous l'influence de la cause la plus légère, lorsqu'il existe dans la constitution le plus petit levain morbide ?

OBSERVATION DOUZIÈME.

—

H*** , âgé de treize ans , d'une constitution molle, lymphatique, a joui d'une bonne santé jusqu'à l'âge de quatre ans et demi. A cette époque , il commença à se manifester sous l'aisselle une petite glande, qui s'est ouverte spontanément au bout d'un an , et dont la cicatrisation n'a eu lieu que sept ans après. A sept ans, il survint au cou des glandes qui se développèrent lentement, et dont le nombre augmenta successivement de manière à former un chapelet qui va de l'une à l'autre oreille et occupe tout le dessous du cou. Ces glandes, en augmentant de volume, se ramollirent, formèrent des abcès qui, après avoir fourni du pus de mauvaise nature, furent remplacés par des ulcères avec décollement de la peau autour du foyer primitif et sa destruction complète dans certains points , de manière que chaque plaie représente une espèce de crible à travers lequel sort une abondante matière ichoreuse, d'une odeur nauséabonde ; du centre de ces ulcères s'échappe parfois une matière dure, blanche, comme crayeuse. Les plaies sont d'une sensibilité extrême, telle même que le moindre contact du linge ou de la charpie fait jeter des cris au malade ; elles saignent aussi très facilement. La face est déformée ; le côté gauche qui a été le dernier affecté , et dont l'ouverture des abcès remonte à une époque peu éloignée , est beaucop plus tuméfié que le droit, il forme jusqu'au milieu de la joue et au-devant de l'oreille une tumeur volumineuse qui rend la figure horrible. A l'âge de onze ans, il se développa au-devant de la poitrine, vis-à-vis le cartilage de la troisième côte, du côté gauche, une petite tumeur qui s'abcéda au bout d'un an, et qui aujourd'hui suppure encore beaucoup.

Le bras gauche, au niveau de l'articulation huméro-cubitale, est le siége d'un gonflement considérable qui s'est développé rapidement au mois de mars dernier, à la suite d'une chute faite en sautant à la corde ; le mouvement de l'articulation fut perdu au bout d'un temps très court. Les cartilages, fibro-cartilages et les os, paraissent avoir été envahis par la maladie ; déjà, en effet, plusieurs abcès se sont formés, et ont donné, par leur ouverture spontanée, issue à une assez grande quantité de pus. Ces plaies sont bientôt devenues fistuleuses ; il ne reste plus que très peu de mouvement dans cette articulation, et les mouvements deviennent très douloureux lorsqu'on veut lui en imprimer de force ; le malade n'en peut exécuter aucun spontanément.

Indépendamment de la fâcheuse influence qu'a exercée la maladie sur les parties dont je viens de parler, elle a altéré considérablement la santé générale du malade, qui est décoloré, blafard ; l'appétit est nul, les forces se perdent, le sommeil est mauvais. L'enfant continue cependant encore ses études, mais il ne joue pas pendant les récréations, qu'il est obligé, à cause de la sensibilité extrême du bras, de passer dans une salle d'études, afin d'éviter les coups et les chutes sur cette partie, qui s'est souvent trouvée froissée de cette manière ;

enfin, cet enfant dépérit chaque jour , et il menace d'être bientôt atteint par la fièvre hectique.

H*** me fut amené, le 15 novembre 1836 ; je le soumis immédiatement au régime tonique et à l'usage de l'oxide d'or par l'étain , à la dose de 1/8ᵉ de grain chaque jour, que je lui administrai incorporé dans 2 grains d'extrait de fumeterre. Toutes les plaies furent couvertes d'un plumasseau de charpie enduit de cérat.

Au mois de janvier , aucune amélioration n'est survenue ; loin de là , la maladie paraît avoir pris de l'extension. Ainsi plusieurs glandes sous-maxillaires et cervicales du côté gauche augmentent de volume, s'enflamment et se ramollissent. Celles qui sont ouvertes fournissent une abondante suppuration , qui est à la vérité de meilleure nature ; celles du côté droit deviennent de jour en jour moins douloureuses ; le bras va plus mal , le gonflement et la douleur augmentent beaucoup ; à la partie supérieure et externe de l'avant-bras, un point plus rouge et plus douloureux semble faire craindre la formation d'un nouvel abcès ; la santé générale ne s'améliore pas ; elle va au contraire de mal en pis. L'enfant, malgré son désir de continuer ses études, est obligé de rester enfermé chez ses parents. Il survient en outre un gonflement œdémateux des jambes et des pieds , ce qui me fait craindre le développement de nouveaux accidents de ce côté ; une main se prend aussi ; enfin , le petit malade est dans un état très alarmant. Ses parents, assez mal logés, sont obligés de le faire coucher dans une très petite pièce qui servant de boutique ne peut lui être cédée qu'après dix heures du soir , et qu'il est obligé de quitter dès sept heures du matin. Tout le reste de l'habitation, situé au rez-de-chaussée comme la boutique, est par conséquent mal éclairé, mal aéré, surtout pendant l'hiver, puisqu'il faut alors se prémunir contre le froid. Toutes ces circonstances hygiéniques si défavorables, ainsi que la rigueur de la saison, ne contribuent pas peu à retarder les bons effets que j'espère du traitement, qui est continué avec le soin d'augmenter la dose de l'oxide, que je porte à $1/5^e$ de grain par jour.

Avril. Le gonflement des jambes et de la main est totalement disparu ; cependant je n'ai encore obtenu qu'une très légère amélioration, sous le rapport de la santé générale ; celle-ci commence à se ranimer malgré le froid et l'humidité qui persistent. Deux fois il m'a fallu, au moyen de la potasse caustique, donner issue à une très grande collection de pus formée dans les ganglions du cou, et autant de fois au bras ; la suppuration des plaies, tant anciennes que nouvelles, est d'une abondance extraordinaire, sans cependant que les forces du malade diminuent. Il y a de l'insomnie occasionnée par les douleurs inséparables de la formation de ces collections purulentes. Tous les jours il y a de la fièvre, souvent du frisson. — Continuation de l'oxide, qui est donné à la dose de 1 grain chaque jour en une pilule. Je conseille aux parents de mettre l'enfant à la campagne, et il est placé à Boulogne, à l'entrée du bois.

15 juillet. Depuis le mois d'avril, j'ai enfin obtenu une amélioration qui, si elle est tardive, est du moins considérable. D'abord, la santé générale a beaucoup gagné ; ainsi mon jeune H*** a repris de la fraîcheur,

7

de l'embonpoint , de la vivacité, de la gaieté, du sommeil , de l'appétit ; il marche beaucoup ; toutes les
plaies du cou vont très bien ; le dégorgement du côté
gauche est presque complet, la face a repris forme humaine ; la suppuration est encore très abondante, et
quoiqu'on fasse trois pansements par jour, les linges épais
qui recouvrent les plaies sont toujours traversés. La sensibilité extrême de ces plaies a diminué considérablement,
si bien que les pansements sont très peu douloureux.
Cette circonstance d'une suppuration si abondante
m'a fait suspendre pendant vingt jours l'usage de
l'oxide, qui a été repris depuis les premiers jours de ce mois.
J'ai craint, en effet, d'exciter par trop la suppuration,
déjà si abondante par elle-même. Les plaies du côté droit
commencent à se cicatriser. Rien n'a reparu aux jambes.
La suppuration des plaies du bras, qui est toujours bien
malade, est d'une abondance inimaginable ; il s'est encore formé deux foyers, dont un assez considérable a
été ouvert au moyen de la potasse caustique; un autre
plus petit s'est ouvert spontanément. Malgré ces deux
circonstances, il est bien moins douloureux, et on peut
maintenant espérer une prochaine amélioration. L'avant-
bras et la main, qui étaient si infiltrés, le sont moins ;
mais l'articulation huméro-cubitale n'a plus depuis fort
long-temps aucun mouvement, et j'ai la crainte de le
voir perdu pour toujours.

Octobre. L'amélioration persiste. Les plaies du cou ne
sont plus douloureuses, leur suppuration est beaucoup
moins abondante; le dégorgement de cette partie est tel
que la figure a repris, à peu de chose près, sa forme
primitive ; le bras a déjà diminué de volume ; il est peu

douloureux. Depuis le mois de juillet, il ne s'est plus développé de nouveaux abcès. Les plaies si nombreuses fournissent encore une grande quantité de pus, maintenant de bonne qualité; elles ont un bel aspect. L'ulcération qui existe depuis long-temps à la partie antérieure de la poitrine n'est point encore cicatrisée ; elle cause même quelques douleurs au malade. La santé générale est excellente ; chaque jour l'embonpoint augmente. Depuis la suspension momentanée du stannate d'or, j'en ai un peu diminué la dose; le malade en consomme 24 grains en trente jours. Depuis trois mois il est resté à cette dose, que je me propose d'augmenter aussitôt que se fera sentir le froid.

Avril 1838. Depuis le mois d'octobre il est survenu une nouvelle amélioration : quelques unes des plaies du cou se sont cicatrisées, et les autres, dans le meilleur état possible, tendent vers la cicatrisation. La plaie de la poitrine fournit toujours une petite quantité de pus, et reste douloureuse. Les nombreux trajets fistuleux du bras continuent de suppurer avec une grande abondance, et traversent trois fois par jour les nombreuses pièces d'appareil en toile et en laine dont il faut entourer le bras pour y entretenir de la chaleur, car il est très sensible à l'action du froid; la santé, du reste, est excellente et l'embonpoint continue de se maintenir. — Pendant toute la durée de l'hiver, le malade a pris chaque jour un grain de stannate d'or.

Octobre. J'ai obtenu pendant cet été la cicatrisation complète de toutes les plaies du cou, et la disparition de tous les engorgements qui existaient dans cette même région. Le bras est également beaucoup mieux; le dé-

gorgement est considérable, surtout à la partie la plus
déclive de l'avant-bras, qui conserve toujours un peu de
mouvement que j'ai eu le plus grand soin d'entretenir
et même d'augmenter autant qu'il a été possible. La suppuration a toujours été excessivement abondante et de
bonne nature; les plaies les plus inférieures se dépri-
ment en se rapprochant de l'os pour former une cicatrice solide et durable. Même dose du stannate d'or.

Mars 1839. Pendant cet hiver, le malade, à la suite
de plusieurs refroidissements, a éprouvé une toux qui
n'a guère eu que douze à quinze jours de durée. Cette
négligence apportée dans les soins hygiéniques a fait re-
paraître un léger gonflement des glandes du cou contre
lequel il m'a suffi de prescrire au malade de porter une
cravate très chaude en flanelle. Quelques cicatrices obtenues au moins depuis six mois, ont aussi laissé suinter
une petite quantité de sérosité roussâtre. Malgré cette
fâcheuse influence du froid, l'amélioration du bras s'est
maintenue : quelques plaies sont complétement cicatrisées, d'autres tendent vers le même but. L'avant-bras
est revenu à peu de chose près à son volume normal ;
l'extrémité inférieure du bras reste seule encore un peu
volumineuse, et il n'est pas douteux que d'ici à trois
mois il ne restera plus de cette affreuse maladie que
les cicatrices indélébiles et caractéristiques qui en attes-
teront la gravité.

RÉFLEXIONS.

Je ne puis pas ne pas faire remarquer combien était
grave cette maladie, qui durait depuis si long-temps et

qui avait reparu après une guérison apparente. C'est à cette même condition que je dois attribuer la longueur du traitement, et surtout l'amélioration tardive obtenue. Aussi ne saurais-je trop me louer de la patience du ma lade et de la persévérance de ses parents qui ont su attendre un si merveilleux résultat.

Mai 1839. L'état d'H*** est toujours aussi satisfaisant.

OBSERVATION TREIZIÈME.

—

Désirée T***, âgée de huit ans, d'une constitution nerveuse, irritable, ayant toujours eu beaucoup d'activité, est née de parents qui paraissent d'une bonne santé; mais portiers de la Halle aux Toiles qui est très humide, ils habitent un rez-de-chaussée situé dans une rue très sale et presque constamment occupée par des marchands de plantes médicinales, conséquemment aussi humide que possible. A l'exception de quelques glandes qui survinrent au cou, cette enfant a joui d'une assez bonne santé jusqu'à l'âge de six ans. Alors il se manifesta dans l'articulation huméro-cubitale gauche une légère douleur qui alla en augmentant, et bientôt il survint à la même partie un gonflement qui chaque jour fit des progrès. Plusieurs médecins conseillèrent, les uns des applications de sangsues, des cataplasmes émollients; les autres des applications résolutives. Ces divers moyens ne purent point enrayer la marche de la maladie, qui avait débuté au mois de septembre 1831. Au mois de décembre 1832, l'articulation, qui jusqu'alors avait toujours augmenté de volume, devint le siége de douleurs beaucoup plus violentes qu'augmentait le moindre mouvement; l'enfant perdit la faculté de mouvoir ce membre dont les mouvements étaient déjà depuis long-temps très bornés. Cette partie devint rouge, tendue; un premier abcès se

forma dans le pli de cette articulation, vis-à-vis l'extrémité supérieure du cubitus; il s'ouvrit spontanément, et
donna issue à une très grande quantité de pus. La petite malade fut momentanément soulagée, les symptômes généraux, tels que le frisson tous les soirs, la fièvre,
l'insomnie, la perte de l'appétit, etc., disparurent. De
nouveaux symptômes de même nature vinrent encore
tourmenter Désirée, et un nouvel abcès se forma à la
partie postérieure et inférieure du bras; puis il s'ouvrit,
et donna issue à une très grande quantité de pus.

Pendant tout l'été et l'automne de 1833, la malade
alla de mal en pis; elle maigrit beaucoup, souvent elle
perdait l'appétit; la suppuration des plaies était très
abondante; assez souvent il survenait de la diarrhée,
des sueurs pendant la nuit, et les médecins et chirurgiens consultés de nouveau (entre autres le célèbre Dupuytren) conseillèrent l'amputation du bras : leur avis
était basé sur le dépérissement et l'épuisement de la malade, sur la fièvre hectique qui se manifestait de temps
en temps. Enfin je fus appelé pour la première fois au-
près de cette enfant le 15 du mois de décembre 1833;
voici l'état dans lequel je la trouvai :

Depuis dix à douze jours, la malade ne quittait point
le lit; elle avait une petite fièvre continue, avec des exa-
cerbations tous les soirs; la face était pâle, le corps était
dans un état de maigreur tel, que j'en fus effrayé; la peau
était chaude, sèche, rude au toucher, terreuse; il y avait
beaucoup de toux depuis un mois; la percussion et
l'auscultation ne donnaient cependant aucun indice de
travail de tuberculisation, et je pensai n'avoir affaire
qu'à une bronchite simple, caractérisée surtout par du

râle muqueux; l'appétit était perdu, la langue était rouge, elle se séchait facilement; il y avait de la diarrhée; toutes les nuits le corps était couvert de sueur, enfin la fièvre de consomption affaiblissait de jour en jour la malade.

Lorsqu'il fallut me faire voir le bras malade, l'enfant jeta des cris perçants, tant elle redoutait la douleur que lui causait le plus léger mouvement qu'on imprimait à ce membre, que je trouvai d'un volume extraordinaire à l'endroit de l'articulation, tandis que la partie supérieure en était fort amaigrie. Je ne crois pas exagérer en disant que cette articulation présentait six fois le volume qu'elle a dans l'état naturel. Je constatai l'existence de deux plaies qui fournissaient une énorme quantité de pus séreux, d'une fétidité horrible. J'appris alors que déjà plusieurs esquilles étaient sorties par ces ouvertures.

Quoique j'eusse peu d'espoir de guérir une malade aussi gravement affectée, je me déterminai néanmoins à essayer l'oxide d'or par la potasse à la dose de $1/12^e$ de grain incorporé dans une pastille de chocolat, que je fis prendre tous les matin à jeun. Je prescrivis pour boisson de l'eau de riz très légère édulcorée avec le sirop de gomme; des petites portions de lavements faits avec une décoction de racine de guimauve et de têtes de pavot, dans laquelle on mettait une cuillerée à café d'amidon. La nourriture se composa de bouillon de poulet léger et d'une petite quantité de gelée de coings; tout le corps fut couvert de flanelle; le pansement du bras fut très simple : on couvrit les plaies de plumasseaux enduits de cérat, et toute la partie malade fut enveloppée de cataplasmes de farine de lin, faits avec de l'eau de guimauve et de pavot.

1er *janvier* 1854. Une amélioration très sensible est déjà survenue dans l'état général de la petite malade, depuis quinze jours qu'elle est soumise à un régime adoucissant. La fièvre a cessé complétement, ainsi que la diarrhée qui la fatiguait et l'affaiblissait tant ; l'appétit commence à se faire sentir, la gaieté est revenue, et Désirée peut rester levée une partie de la journée ; la toux est très rare. Depuis huit jours l'eau de riz est remplacée par une solution de gomme arabique édulcorée avec le sirop de guimauve ; le bras est toujours dans le même état, il paraît cependant un peu moins douloureux ; la suppuration des plaies est toujours extrêmement abondante. Je fais continuer les mêmes pansements et augmenter la dose de l'oxide d'or que je porte à 1/10e de grain par jour. La nourriture est aussi plus abondante en raison de la diminution de la fièvre, des autres symptômes et de l'augmentation de l'appétit.

Avril. Depuis trois mois, j'ai obtenu une grande amélioration, ou plutôt un rétablissement complet de l'état général de la petite malade, à l'exeption de quelques jours de fièvre occasionnée par la formation d'un nouveau foyer de suppuration à la partie inférieure externe et postérieure du bras, lequel a été ouvert au mois de mars par l'instrument tranchant ; du reste ce membre est toujours dans le même état ; il n'y a aucun mouvement de l'articulation, qui est toujours extrêmement gonflée ; la suppuration est très abondante, mais déjà elle a changé de nature ; ce n'est plus une sanie ichoreuse, d'une odeur nauséabonde, mais du pus lié, de bonne nature ; des esquilles plus ou moins volumineuses se détachent de temps en temps et sont entraînées par la suppuration. L'oxide d'or par la potasse, qui avait été porté à la dose de 1/4 de grain par jour, est remplacé par le stannate d'or (oxide précipité par l'étain) à la dose de 1/6ᵉ de grain seulement.

Octobre. De grands changements sont survenus pendant les six mois de printemps et d'été. La santé générale s'est affermie de jour en jour, et elle est maintenant excellente. La gaieté et la vivacité sont revenues ainsi que les forces et l'embonpoint. Les symptômes locaux, sans avoir suivi la même progression, offrent cependant un grand changement ; ainsi le membre a beaucoup diminué de volume, il n'est plus que le double de ce qu'il devrait être ; les douleurs ont cessé complétemont dans l'articulation ; elles ne reparaissent momentanément que quand elles sont excitées par un choc ou une pression, ce qui arrive encore assez souvent par suite de l'activité de la malade. Quant au mouvement, il est entièrement perdu ; les plaies suppurent encore assez abondamment, quoique beaucoup moins qu'elles ne le faisaient il y a quelques mois ; depuis long-temps il n'y a plus de toux. Le régime depuis quelques mois se compose de viandes noires grillées ou rôties ; aux repas je fais prendre une petite quantité de vin pur, quelquefois je permets de la bière.

Avril 1835. L'amélioration obtenue pendant les six mois de la belle saison a continué pendant l'automne et l'hiver. Je ne parle plus de l'état général de la malade qui est parfait ; elle a grandi beaucoup. L'appétit est quelquefois poussé à l'excès, aussi la nutrition est-elle très active. Le bras va beaucoup mieux; l'articulation, sans avoir gagné du mouvement, a perdu beaucoup de son volume, elle n'est guère plus grosse que l'autre. Les plaies ne suppurent presque plus, depuis long-temps elles n'ont pas donné issue à de nouvelles esquilles; les douleurs ont totalement disparu, aussi le sommeil est-il revenu comme dans la plus parfaite santé.

Il survient sur la peau de la face, particulièrement autour des paupières, des *tannes*, qui prennent du développement, et dans lesquelles s'accumule une matière sébacée assez consistante; elle ne causent aucune douleur à la malade, qui en est seulement défigurée. Je prends l'avis de mon savant confrère et ami, le docteur Amussat; il propose et exécute la cautérisation de toutes ces tannes au moyen du nitrate acide de mercure.

Octobre. Un grand nombre des tannes dont je viens de parler ont successivement pris naissance et de l'accroissement; des verrues sont survenues aux mains et ont nécessité un grand nombre de cautérisations. La malade a passé une partie du printemps et tout l'été à la campagne, et y a continué son traitement sans augmentation de la dose du stannate d'or qui avait été portée à un grain par jour. Depuis le mois de janvier dernier, le bras est revenu complétement à son volume ordinaire; il a repris toute sa force, en même temps que les muscles, autrefois atrophiés, ont recouvré leur entière nutrition. Les plaies sont complétement cicatrisées depuis trois mois; les deux plus anciennes présentent la forme enfoncée de la cicatrice particulière à cette

affection ; il semble qu'elles soient collées à l'os ; la dernière plaie ouverte par l'instrument tranchant ne présente pas cette particularité ; cela tiendrait-il à ce qu'elle
était située dans un endroit peu charnu, à la partie
externe, postérieure et inférieure du bras, vis-à-vis la
tubérosité externe de l'humérus ? Je discontinue tout
traitement médicamenteux ; le régime alibile est encore
continué pendant quelque temps.

RÉFLEXIONS.

Cette observation est fort curieuse, et sous le rapport
de la gravité de l'affection locale, et sous celui de la
réaction qu'elle avait causée sur la santé générale, si
fortement altérée au moment où je fis commencer le
traitement aurifère. Aussi avais-je un instant hésité
pour commencer un traitement dans des circonstances
aussi défavorables, et avec d'autant plus de raison, que
c'était la première fois qu'un cas aussi grave se présentait à mon observation. Mais s'il ne m'était pas permis
d'espérer un résultat aussi merveilleux, je pouvais
croire que je réussirais à rétablir la santé générale de
la petite malade, de manière à augmenter les chances
favorables d'une amputation conseillée par tous les
médecins ou chirurgiens qui avaient vu précédemment
la malade et qui n'auraient jamais osé entreprendre une
semblable cure. Quoique je ne pusse porter qu'un pronostic fâcheux, j'engageai cependant les parents à es
sayer le traitement par la méthode aurifère, comme
étant le seul qui offrît quelques légères probabilités de

conserver le bras de leur enfant pour lequel ils redou-
taient l'amputation. Je dois dire à leur louange qu'ils
m'ont abandonné avec la plus grande confiance le soin
de leur unique enfant; celui-ci, de son côté, a exécuté
avec la plus religieuse exactitude tous les moyens que
j'ai conseillés. Que je le dise en passant, le traitement
d'une maladie sera suivi d'un succès d'autant plus pro-
bable, que la confiance sera accordée pleine et entière au médecin qui le dirige, et ici j'ai été servi à
souhait.

A la vue de la fièvre continuelle qui accablait la malade, du dévoiement qui se représentait avec la plus
grande facilité, de la toux qui ne lui laissait point un
moment de repos, je ne songeai qu'à prescrire un régime convenable pour dissiper ou du moins atténuer des
symptômes si fâcheux, et si je prescrivis en même temps
l'oxide d'or par la potasse, ce fut à bien faible dose, et
plutôt dans le but de rétablir les fonctions digestives,
que dans celui de combattre le principe morbifique. Ce
ne fut qu'au fur et à mesure que les symptômes généraux se dissipèrent, que j'augmentai la dose de l'oxide
d'or par la potasse, que je remplaçai plus tard par le
stannate.

Dans ce cas la crise a eu lieu par la suppuration, qui
s'est considérablement accrue dans les premiers six
mois du traitement, en même temps qu'un changement
très important se manifestait dans la nature du pus; celui-ci, de sanieux, ichoreux, nauséabond qu'il était,
était devenu consistant et avait acquis toutes les qualités
d'un pus louable. Les esquilles nombreuses entraînées

par la suppuration ont assez témoigné de la carie des os du bras et de l'avant-bras, et leur soudure dans l'articulation huméro-cubitale a prouvé le siége de cette maladie dans l'articulation même.

La longueur du traitement effrayera peut-être des médecins qui ne sont pas habitués aux succès que j'obtiens; une amélioration tardive pourra bien leur faire abandonner un traitement qui a déjà produit de si beaux résultats, et il arrivera aussi que des parents impatients prendront une détermination semblable, et cela parce qu'on ne veut pas réfléchir que l'amélioration attendue ne peut survenir qu'autant que le traitement intérieur aura modifié l'économie, de manière à manifester ses effets dans la partie malade. On conçoit parfaitement qu'un médicament appliqué directement sur une partie malade en modifie l'état au bout d'un temps assez court, tandis que l'action d'un traitement interne ne peut jamais être que fort lente. Mais aussi, une fois que cette modification commence à se manifester, elle est durable, et on peut alors compter sur un succès peut-être tardif mais complet. Qu'est-ce, en définitive, que la longueur du traitement, en comparaison des nombreuses mutilations qu'on opère chaque jour dans de semblables circonstances, mutilations auxquelles je m'oppose toujours, à moins qu'un retard ne puisse compromettre la vie du malade?

Pour revenir à ma jeune malade, le traitement a été continué pendant vingt-un à vingt-deux mois; j'aurais pu le faire cesser au bout de dix-huit, mais cela n'eût point été prudent. En effet, quand on est assez heureux pour obtenir la guérison d'une maladie aussi grave que celle de Désirée T***, on doit tout faire pour assurer la solidité de la cure, avec d'autant plus de raison que la prolongation du traitement ne présente aucun inconvénient, et qu'il ne peut que tonifier de plus en plus le malade.

Mai 1839. Désirée T*** continue de jouir de la plus parfaite santé ; la solidité de la cure obtenue se trouve donc confirmée par un laps de temps de trois ans et demi.

OBSERVATION QUATORZIÈME.

—

Eugène G***, âgé de onze ans, d'une constitution lymphatique (le plus jeune de trois enfants, dont les deux premiers sont d'une très bonne constitution, et jouissent habituellement d'une excellente santé) , est atteint depuis plusieurs années de dartres scrofuleuses vives, croûteuses, situées aux deux côtés de la face et du cou, occupant en étendue une surface que recouvrirait à peu près la paume de la main. On rencontre aussi dans la même région plusieurs engorgements peu volumineux des glandes cervicales et sous-maxillaires, dont aucun ne s'est abcédé. Les ulcérations de la peau sécrètent un pus visqueux, lymphatique, qui, en se desséchant, forme une croûte arrondie, d'un jaune brunâtre, et laissant après sa chute, plusieurs fois répétée, une cicatrice assez semblable à celle d'une brûlure superficielle.

Le pied droit présénte à la partie externe et postérieure, au-dessous de la malléole, un gonflement assez considérable, avec fistule, qui a succédé à l'ouverture d'un abcès froid, sans doute symptomatique d'une carie du calcanéum; un trajet fistuleux semblable existe à l'autre pied. La lésion la plus grave est celle de la jambe gauche; il existe autour du genou des ulcérations à la peau de la même nature que celles des parties latérales de la face ; mais elles sont plus profondes et fournissent une quantité beaucoup trop considérable de pus pour qu'il puisse se former des croûtes ; ce sont de véritables ulcères scrofuleux de la peau occupant toute la partie antérieure et latérale du genou. Deux ou trois pouces au-dessous de cette articulation, commence un large et profond ulcère scrofuleux de quatre pouces au moins d'étendue du haut en bas, longeant le bord interne du tibia, qu'il semble séparer des muscles jumeaux et so-laires atrophiés en grande partie ; cet ulcère présente au milieu plus d'un pouce de profondeur, et vers ses deux extrémités la peau du voisinage est criblée de petits trous par lesquels s'échappe continuellement une grande quantité d'un pus sanieux, roussâtre, d'une odeur nauséabonde. Toutes ces ulcérations sont exces-sivement douloureuses ; aussi, le petit malade n'ose-t-il pas se lever de sa chaise lorsqu'il y est placé ; la jambe est fléchie sur la cuisse de manière à former un angle obtus, mais pas assez ouvert cependant pour permettre à la pointe du pied de toucher le sol, dont elle se trouve encore distante de plus de quatre pouces. Déjà on avait, sans en obtenir aucun résultat avantageux, mis en usage un assez grand nombre de moyens, et ce jeune homme, placé dans une maison de santé destinée au traitement des scrofuleux, en était sorti peut-être encore plus malade qu'à son entrée ; aussi ai-je eu beaucoup de peine à décider la mère à commencer un nouveau traitement, qui ne pouvait même, en cas de réussite, amener qu'au bout d'un temps assez long quelques changements avan-tageux ; toutefois, il fut commencé le 17 août 1835. Il consistait, outre le régime tonique approprié, dans l'ingestion quotidienne d'une pastille de chocolat contenant 1/8e de grain d'oxide d'or par l'étain.

Le premier effet de ce traitement fut d'améliorer
l'état général du malade, dont l'appétit s'accrut beaucoup, et d'augmenter considérablement la suppuration
des plaies, surtout de celle de la jambe ; l'urine fut plus
abondante, le malade était aussi moins endolori ; par
suite, il reprit de la gaieté et le désir de se mouvoir, ce
qu'il ne commença à faire qu'au quatrième mois du traitement ; jusque là il était resté couché ou assis ; il ne
pouvait pas même marcher avec des béquilles, dont
j'avais, de prime abord, conseillé l'usage pour l'appartement.

Au mois d'*octobre*, la maladie fit de nouveaux progrès, sur deux points en même temps. La main droite
présenta sur la face dorsale, vis-à-vis la tête de l'os
du métacarpe qui soutient le doigt médius, un gonflement non douloureux d'abord, qui fit des progrès assez
rapides, et finit au bout d'un mois à peu près par
causer de la douleur et former un abcès qui s'ouvrit peu
de temps après. La quantité du pus qui s'en écoula après
cette ouverture spontanée fut peu considérable ; il était
de mauvaise nature, sanieux, et il ressemblait assez
bien à celui qui est contenu dans les tumeurs enkystées ;
le gonflement de la main diminua très peu.

Dans le même temps, apparut, à la partie moyenne
et interne de la cuisse droite, une tumeur qui fit en
peu de temps des progrès considérables, de manière à
dépasser le volume d'un très gros œuf d'oie, dont elle
présentait à peu près la forme. Elle était dure, rénitente, sans changement de couleur à la peau et peu

douloureuse ; elle était située profondément dans le tissu cellulaire qui entoure les muscles de la cuisse. Je crus nécessaire de favoriser la résolution de cette tumeur au moyen de frictions faites matin et soir avec une pommade dans laquelle je fis incorporer, sur une once d'axonge , un demi-scrupule de proto-iodure de mercure. Cette dose fut augmentée graduellement.

Vers le mois de *février* 1836 , j'avais obtenu une amélioration telle, que le petit malade commençait à sortir quelquefois , soit en voiture , soit porté à bras jusqu'au jardin du Palais-Royal près duquel il habite ; et là , il marchait un peu, soit sur un pied seulement , soit en posant légèrement la pointe du pied malade sur le sol ; car déjà j'étais parvenu à étendre la jambe en faisant exécuter plusieurs fois par jour des mouvements de plus en plus étendus à l'articulation fémoro-poplitée. Ce moyen m'a souvent réussi pour entretenir les mouvements dans les articulations sur lesquelles la maladie avait porté ses ravages , jusqu'à ce que celle-ci ayant cédé, la liberté des mouvements se rétablisse. Je crois ce conseil de la plus haute importance. Ne voyons-nous pas , en effet , tous les jours , pour les membres qui restent deux ou trois mois dans l'immobilité, en attendant la consolidation d'une fracture , survenir une roideur qui ne se dissipe qu'avec lenteur? Si maintenant il y a maladie, même seulement au voisinage d'une articulation , sans que celle-ci y participe , et que cette maladie persiste une année ou plus, et empêche tout mouvement de cette articulation , ne doit-on pas redouter une ankylose incurable?

Au mois d'*avril* (au bout de huit mois de traitement)

j'avais obtenu une telle amélioration dans l'état de la jambe , que le malade marchait seul et sans soutien ; la plante du pied touchait dans toute son étendue sur le sol , sans cependant que le jeune malade pût encore étendre complétement la jambe sur la cuisse. La plaie énorme qui existait à la jambe était presque cicatrisée ; toutes celles du genou ne fournissaient plus qu'un suin-tement léger qui , en se séchant , donnait naissance à une croûte plus épaisse qui tombait et était remplacée par d'autres de plus en plus petites.

La tumeur de la cuisse avait perdu beaucoup de son volume , et ne laissait aucun doute sur sa terminaison par résolution. Quant à la main , elle est toujours dans le même état ; un gonflement considérable persiste , et de temps en temps il sort par la fistule quelques débris osseux. La plaie du pied droit est cicatrisée , mais la tuméfaction existe toujours , quoique à un moindre degré.

L'état de la face est seulement amélioré ; car si la cica-trisation, ou plutôt la dessiccation de la dartre , a bien lieu vers la partie postérieure , elle gagne en avant , mais pas dans la même proportion. Cependant ce carac-tère ambulant du mal me fait craindre l'envahissement successif de toute la face. C'est alors que je conseillai de conduire le malade à la campagne pour qu'il y respirât un air plus vif. J'avais augmenté graduellement la dose du médicament , de manière qu'à ce moment il prenait chaque jour un grain d'oxide d'or.

Les premiers jours d'*août* , la plaie de la jambe fut complétement cicatrisée ; il n'y avait plus de croûtes au genou. Le petit malade marchait très bien , presque sans claudication ; il pouvait faire à pied deux et trois lieues par jour. La jambe pouvait être étendue complétement, quoique le malade ne pût pas encore le faire en marchant ; il a pris de la fraîcheur et beaucoup d'embonpoint. Cette jambe, qui était à demi atrophiée, a repris de la force ; les muscles jumeaux et solaires se sont développés, et il n'existe plus aucune différence dans le volume des deux jambes.

La tumeur de la cuisse s'est terminée par résolution, de telle manière qu'il n'en reste plus aucune trace. Je suis moins heureux sous le rapport de la main et de la face, qui sont toujours presque dans le même état ; il existe encore des gonflements au pied droit.

Vers la fin de *décembre*, le malade fit un voyage à Paris ; je trouvai peu de changement dans son état, surtout à la face, qui était toujours couverte de croûtes, quoique moins nombreuses. Je proposai de les toucher avec le muriate d'or acide, afin de modifier la vitalité de la peau de cette partie ; je ne pus obtenir du malade indocile qu'une très légère cautérisation bien insuffisante sans doute. Il me fut impossible de déterminer l'enfant à y revenir.

Au mois de *mai* 1837, discontinuation du traitement. Alors les dartres de la face persistaient, ainsi que l'engorgement de la main.

RÉFLEXIONS.

Plusieurs réflexions me sont suggérées par cette observation : 1° la gravité de la maladie ; 2° la difficulté de donner les doses nécessaires du médicament ;

3° le mauvais régime à la fin du traitement ; 4° le refus des cautérisations.

La gravité de cette maladie m'a été révélée tout d'abord par le long temps depuis lequel elle existait, et surtout par le grand nombre de tissus qu'elle avait envahis. En effet, la peau était altérée et même détruite dans une très grande étendue à la face, au genou, à la jambe. Le tissu ganglionnaire était affecté, soit primitivement, soit consécutivement, dans les régions cervicales et sous-maxillaires ; le tissu cellulaire sous-cutané et celui des régions profondes étaient malades dans une grande étendue de la jambe, dont les muscles étaient séparés de l'os par un intervalle assez grand, et comme disséqués. Le système osseux n'avait pas été plus respecté ; le pied droit présentait un gonflement et une fistule, symptomatiques de la carie du calcanéum. Peu de temps après le début du traitement, il survint un gonflement, suivi d'un abcès et d'une fistule entretenus également par une maladie du troisième os du métacarpe. A cette même époque, il se manifesta un gonflement considérable du tissu cellulaire de la cuisse. Cet accroissement du mal ne put pas être attribué au traitement, qui commençait à peine à modifier l'économie, mais bien à l'extension du mal qui était toujours en voie de progrès.

J'ai rencontré chez les parents de ce malade une parcimonie fort mal entendue, qui ne m'a pas toujours permis de donner la dose nécessaire du médicament ; ce qui, sans doute, n'a pas peu contribué à retarder la cure, mais a eu du moins cet avantage de bien permettre d'apprécier l'influence du traitement. En effet, les améliorations obtenues ont toujours été proportionnelles à l'exécution de mes prescriptions et à l'ingestion des doses convenables du médicament. Ainsi pendant les six premiers mois du traitement, alors que les doses étaient convenablement augmentées, amélioration considérable; pendant les six mois qui ont suivi, le mieux s'est soutenu, mais sans faire des progrès aussi marqués; plus tard, état stationnaire de la maladie. Faut-il attribuer cette diminution momentanée de l'amélioration seulement à ce que le malade s'habituant au médicament, celui-ci n'agissait plus? je ne le pense pas: à la première époque, les changements favorables obtenus tinrent au médicament seul, car la saison ne favorisait point alors le traitement; à la seconde époque, le traitement a été aidé par l'habitation à la campagne, dont l'air vif a modifié, tonifié la constitution, et dont l'action avantageuse a suppléé jusqu'à un certain point à l'insuffisance de la dose de l'oxide d'or; aussi l'amélioration a-t-elle encore continué malgré cette insuffisance; mais à la troisième époque, qui est celle pendant laquelle la dose du médicament a été très peu augmentée, par conséquent où le malade n'était plus influencé que par cet agent thérapeutique seul, puisque la mauvaise saison était revenue, il n'y a eu aucun progrès. Le régime alimentaire, à cette même époque, n'était plus celui que j'avais prescrit, et cette circonstance explique encore le temps d'arrêt observé dans la marche du traitement.

Au mois de décembre 1836, j'ai beaucoup regretté qu'il ne m'ait point été permis de faire plusieurs cautérisations ainsi que j'avais proposé; souvent, en effet, après une altération très long-temps prolongée d'un système organique, et surtout de la peau, quoique la cause ait été enlevée, l'effet subsiste encore, c'est-à-dire que la vitalité de cet organe a diminué ; il faut alors y appliquer des modificateurs qui changent ce mode de vitalité. C'est ainsi qu'on n'obtient la cure de certains ulcères syphilitiques, qui ont succédé à des bubons abcédés, qu'au moyen de la cautérisation, quoiqu'un traitement antisyphilitique interne ait détruit complétement le vice qui contaminait l'économie. C'est de cette manière que je voulais favoriser la cicatrisation des légères ulcérations qui persistaient encore à la face, après que les autres symptômes avaient été dissipés par le traitement interne.

OBSERVATION QUINZIÈME.

—

Aglaé K*** (rue de Bièvre), âgée de sept ans, est peu développée, d'une chétive constitution, lymphatique à l'excès, a un frère rachitique et portant une gibbosité de la colonne vertébrale ; ces deux enfants sont nés de parents qui paraissent sains. Aglaé a été prise, au mois de juin 1834, d'un gonflement de l'articulation du pied droit qui s'accrut progressivement, devint douloureux, puis fut le siége de plusieurs abcès qui, tout en faisant des progrès lents, finirent cependant par s'ouvrir spontanément au mois d'août, et à donner issue à une assez grande quantité de pus séreux, filant et contenant des flocons albumineux ; ces abcès dégénérèrent en fistules ou plutôt en ulcères, sur lesquelles se développèrent des chairs fongueuses.

Cette petite malade me fut apportée pour la première fois au commencement de novembre 1835. Voici la description de l'état dans lequel je la trouvai : la santé générale est fortement altérée ; elle est pâle, amaigrie, sans forces ; la face est blafarde, un peu bouffie ; une petite fièvre lente, avec redoublement le soir, tourmente la malade qui a perdu l'appétit et a de temps en temps du dévoiement ; elle ne tousse pas, mais la bouche exhale une puanteur insupportable ; les mâchoires sont garnies de très mauvaises dents ; les gencives sont boursouflées, saignantes ; les régions cervicales et sous-maxillaires présentent quelques ganglions engorgés mais ils sont peu volumineux. La cuisse et la jambe du côté malade sont atrophiées ; l'extrémité inférieure de celle-ci, extrêmement tuméfiée, et le pied, sont dans un état difficile à décrire ; il ne reste plus que très peu de mobilité dans l'articulation ; le pied est étendu sur la jambe, de manière à former en avant une ligne presque droite ; le volume de cette partie est énorme, surtout comparé à l'exiguïté de la jambe. Toutes les parties qui composent cette articulation, celles qui l'avoisinent, la peau et le tissu cellulaire sous-jacents, sont tellement gonflés, que l'on peut affirmer que ce pied égale au moins le volume d'une tête d'enfant venu à terme.

La déformation est si complète, que si on pouvait présenter la portion malade seule, il serait impossible de dire à quelle partie du corps elle appartient. Le talon a complétement disparu dans cette masse informe. En avant et sur les côtés de cette articulation, on rencontre plusieurs ulcères sordides, rendant une sanie ichoreuse, d'une odeur infecte ; ces ulcères sont couronnés par des champignons fongueux du volume d'une noix. Les douleurs dont cette partie est le siége sont tellement violentes qu'elles laissent peu de sommeil, quoique la malade reste constamment dans son lit, car le moindre mouvement imprimé au corps retentit dans cette partie de telle manière qu'il arrache des cris à cette enfant. Aussi, pour la conduire chez moi, n'a-t-on pas pu la mettre dans une voiture, dont les cahotements auraient été intolérables, et a-t-il fallu la porter à bras, et ce n'a pas été encore sans la faire beaucoup souffrir.

(123)

Il faudrait que le lecteur eût vu tout ce que je viens de raconter pour qu'il s'en fît une juste idée, pour qu'il crût à une description où je n'ai cependant rien exagéré.

Le diagnostic étant facile à établir, je commençai de suite le traitement en prévenant les parents que je ne comptais guère sur le succès, mais que j'espérais au moins rétablir un peu la santé générale, de manière à placer l'enfant dans des conditions plus favorables, s'il fallait arriver à un moyen extrême. Outre le régime approprié aux forces digestives de cette malade, qui ne pouvait être nourrie qu'avec des potages au bouillon de bœuf, je la mis à l'usage de l'oxide d'or par la potasse dans du chocolat. Je commençai par 1/10ᵉ de grain chaque jour. Les ulcères furent pansés avec du linge enduit de pommade de concombre, et le pied fut enveloppé dans un cataplasme émollient; tout le corps fut couvert de flanelle.

Mars 1836. Depuis quatre mois que le traitement est commencé et suivi avec la plus grande ponctualité par des parents qui n'ont que leur travail pour fortune, une amélioration manifeste se fait remarquer, surtout dans la santé générale; la fièvre lente a disparu déjà depuis quelque temps ; les fonctions digestives sont en assez bon état pour pouvoir permettre l'usage d'une petite quantité de viande noire rôtie ou grillée. Le pied n'a éprouvé qu'un changement peu important pour les personnes qui n'ont pas l'habitude d'observer cette maladie, mais très essentiel pour moi : c'est l'augmentation de la quantité de pus rendu par les ulcères, et surtout une modification survenue dans sa qualité; il commence à prendre de la consistance. C'est du pus mal élaboré sans doute encore, mais ce n'est plus une sanie ichoreuse, et sa fétidité a beaucoup diminué ; les douleurs sont moins vives, et la malade peut être placée sur une chaise. Je me trouvai encouragé à continuer les moyens employés ; j'apportai cependant une légère modification au traitement, et l'oxide d'or par la potasse fut remplacé par le stannate d'or (oxide par l'étain) que l'estomac devait bien recevoir actuellement.

Juillet. L'amélioration est manifeste pour tout le monde ; la santé générale est parfaitement rétablie ; il n'y a plus ni fièvre ni dévoiement ; l'appétit est très bon ; le coloris a reparu ; les forces renaissent. Le pied a éprouvé de grands changements ; son volume a beaucoup diminué ; les douleurs ont disparu ; la suppuration est abondante et de bonne nature ; les fongosités subsistent toujours en conservant à peu près le même volume ; je les fais saupoudrer chaque jour avec de l'alun calciné. Aglaé commence à marcher dans la chambre à l'aide de béquilles, car le pied ne peut pas encore appuyer ni même toucher le sol. Je conseille aux parents de la promener en voiture hors de la ville et le plus souvent possible ; ce qui a lieu à l'aide d'une petite voiture que les parents traînent eux-mêmes, aussi souvent que leurs pénibles travaux leur permettent de le faire ; ils font respirer ainsi à la malade l'air vif de la campagne, qui agit concurremment avec les moyens thérapeutiques. Continuation de l'oxide d'or dont j'augmente la dose.

Octobre. De grands changements sont survenus dans la maladie du pied, (quant à la santé générale il n'en sera plus question, car, à l'exception d'une ou deux indigestions que la petite fille s'est données depuis trois mois, elle est excellente) le gonflement a diminué considérablement ; les végétations qui couronnaient les ulcères ont presque tout-à-fait disparu : ceux-ci suppurent moins et tendent à se cicatriser. L'extrémité du pied peut être posée sur le sol, sans faire éprouver de grandes douleurs; la petite malade commence à quitter les béquilles et à les remplacer par un simple béquillon. Je recommande de faire exécuter à l'articulation des mouvements de plus en plus étendus sans cependant déterminer de douleur, afin de tâcher de ramener graduellement le pied dans sa position normale. Je suis arrivé à donner chaque jour un grain d'oxide d'or.

Avril 1857. L'état du pied, qui doit seul nous occuper maintenant, puisque tout le reste va parfaitement bien, est considérablement amélioré. Depuis six mois, malgré les rigueurs d'un hiver long et pénible, surtout pour les personnes peu fortunées, les ulcères sont cicatrisés à peu de chose près. Le volume du pied a beaucoup diminué : l'articulation exécute des mouvements de plus en plus étendus. Aglaé marche de temps en temps sans béquillon ; je lui recommande de tâcher d'arriver à faire toucher son talon au sol. La cuisse et la jambe qui étaient atrophiées ont repris de la nourriture; ils auront bientôt le volume du membre sain. Je continue encore le traitement sans augmentation de dose qui n'a pas varié depuis le mois d'octobre, afin de consolider de plus en plus cette cure, qui est une des plus belles que j'aie obtenues.

Octobre. La marche, qui jusqu'alors avait été difficile,

commence à être plus assurée sans aucun support ; ainsi cette petite fille marche dans la chambre, descend et monte l'escalier sans son béquillon, qui n'est plus néces-saire que pour aller sur les pavés inégaux de la rue. Le talon pose presque complétement à terre ; l'articulation a recouvré presque toute l'étendue de ses mouvements ; toutes les plaies sont cicatrisées ; le pied cependant est et restera toujours un peu déformé.

Mai 1839. Aglaé K*** continue de jouir de la meilleure santé.

OBSERVATION SEIZIÈME.

—

Auguste H..,, âgé de cinq ans, d'une chétive constitution, ayant eu toutes les maladies de l'enfance, et surtout une coqueluche qui faillit le faire succomber, offrant le type du tempérament lymphatique, après avoir
été tourmenté à plusieurs reprises par une ophthalmie
scrofuleuse très rebelle, commença à présenter, au mois
de janvier 1835, un gonflement des glandes du cou du
côté droit. Cette maladie prit un accroissement si peu
rapide, que ce ne fut qu'au printemps de l'année suivante que je me décidai à faire commencer à cet enfant
un traitement anti-scrofuleux , rendu plus nécessaire
encore par la persistance d'une nouvelle ophthalmie qui
durait depuis plusieurs mois.

Indépendamment de ces deux symptômes de scrofules , le petit malade présentait une altération
fort remarquable de la santé générale; il était comme
étiolé, par suite sans doute de l'inaction à laquelle il
se condamnait, pour demeurer, quand il consentait à
sortir du lit, dans un cabinet obscur; il parvenait ainsi
à diminuer les souffrances qu'il endurait sitôt que la
plus faible lumière venait frapper sa rétine. Sans appétit,
Auguste prenait avec répugnance et à force d'instances
une quantité d'aliments insuffisante pour sa nutrition,
aussi était-il sans forces, d'une maigrenr extrême et
menacé de mourir bientôt en étisie. C'est dans des
circonstances aussi fâcheuses que je prescrivis (3 mai

1836) le régime et le traitement suivants : nourriture substantielle, consistant en potage au bon bouillon de bœuf, en viandes rôties ou grillées que le malade suçait de temps en temps. Il fut en même temps couvert de flanelle de la tête aux pieds, et je lui fis donner chaque matin une pastille de chocolat contenant $1/10^e$ de grain d'oxide d'or par la potasse. J'engageai la mère à le sortir quand il ferait beau, en ayant le soin de garantir ses yeux de l'impression de la lumière.

1er *juin.* Depuis un mois que le traitement est commencé, je n'ai obtenu qu'une bien faible amélioration. La glande du cou a augmenté de volume; elle s'est enflammée surtout au sommet, qui présente une fluctuation manifeste; dans ce point la peau est animée de telle façon que l'ouverture de l'abcès est imminente sans que la base soit ramollie. L'appétit paraît vouloir renaître, et le petit malade suce avec moins de répugnance les viandes rôties qu'on lui présente; il a aussi moins de répugnance pour l'exercice; la pâleur est diminuée, mais c'est toujours la même maigreur. Une sueur inaccoutumée se manifeste tous les matins. Continuation de l'oxide d'or par la potasse à la dose de $1/8^e$ de grain chaque jour.

1er *juillet.* On commence à remarquer une amélioration sensible dans l'état général de la santé d'Auguste. L'appétit est décidément meilleur, la viande est mangée avec plaisir, la digestion se fait très bien. Les forces renaissent, et l'enfant commence à prendre de l'exercice. L'ophthalmie a cédé, et les souffrances ayant presque totalement disparu, la gaieté commence à renaître; rarement le malade demande à se coucher dans la journée ; il ne se tient plus constamment dans son cabinet noir ; depuis quelque temps, au contraire, il couche dans une pièce très grande et bien aérée. Le 10 juin, l'abcès du cou s'est ouvert spontanément et a donné issue à un pus séreux, floconneux, de mauvaise nature : le fond de cet abcès, quoique présentant encore de la dureté, est cependant beaucoup diminué de volume. Je fais substituer à l'oxide d'or par la potasse, le stannate d'or que je prescris à la dose de 1/6e de grain.

1er *août*. J'ai enfin obtenu une grande amélioration depuis l'emploi du stannate d'or : les couleurs ont reparu sur cette petite figure si long-temps tirée et livide ; l'embonpoint se fait remarquer, conséquence d'un bon appétit et de bonnes digestions. La gaieté est revenue depuis que l'ophthalmie est complétement disparue. L'exercice en plein air, si convenable dans le traitement de cette maladie, est pris avec tant de plaisir, qu'Auguste voudrait maintenant être toujours dehors. La glande a beaucoup suppuré ; son fond est complétement ramolli, et il y a déjà un commencement de cicatrisation. Continuation du traitement avec augmentation de la dose du stannate d'or, dont le malade prend chaque matin 1/4 de grain.

1er *octobre*. La santé générale du malade est complétement rétablie, cet enfant ne s'est jamais mieux porté depuis sa naissance ; toutes ses fonctions se font avec une parfaite régularité ; depuis un mois la cicatrisation de la plaie est complète et solide. Je continue de faire donner 1/2 grain de stannate d'or, dose que je n'ai pas cru nécessaire de dépasser.

1er *novembre*. Le malade est parfaitement rétabli ; la

cicatrice de la plaie est solide. L'ophthalmie n'a point reparu, seulement les yeux sont restés sensibles à l'action d'une vive lumière ; aussi ai-je conseillé depuis long-temps de faire porter au malade des lunettes dont les verres sont azurés, mais on a de la peine à l'obtenir ; à peine est-on plus heureux pour un abat-jour en soie verte. Cédant aux prières réitérées des parents, je fais, mais à mon corps défendant, cesser tout traitement pharmaceutique ; j'insiste seulement pour que le régime tonique soit continué.

Octobre 1837. Depuis près de deux ans que le traitement a été abandonné, le malade n'a point éprouvé de rechute de l'ophthalmie ; il a conservé une assez bonne santé, il a grandi sans maigrir ; il a passé un an à la campagne sans que j'aie pu le revoir. Depuis huit à dix mois une nouvelle glande s'est engorgée ; elle s'est abcédée, et en partie cicatrisée ; mais il reste encore une ouverture fistuleuse, qui tantôt se cicatrise, et tantôt s'ouvre spontanément.

RÉFLEXIONS.

Cette observation, digne de remarque sous le rapport du fâcheux état dans lequel se trouvait le malade, lorsque le traitement a été commencé, prouve déjà toute l'efficacité de celui-ci ; il faut seulement regretter la rechute que j'ai signalée. J'aurais à ce sujet de graves reproches à me faire, si je n'avais pas vivement sollicité les parents, mais en vain, de faire continuer ce traitement pendant six mois encore après la cure. En effet, les moyens employés ont suffi pour triompher de la maladie, pour faire disparaître momentanément les effets d'une cause qui n'a pas été détruite complétement. Je mériterais donc le reproche qu'encourent beaucoup de praticiens habiles, qui, dans les maladies syphilitiques, cessent le traitement peu de temps après la disparition des symptômes, ce qui amène ce grand nombre de symptômes consécutifs, que l'on rencontre si souvent dans la pratique. Je pense qu'on doit suivre, pour les scrofules, les préceptes de ce grand praticien, trop tôt enlevé à la science, du célèbre Dupuytren, qui avait posé en principe qu'un traitement antisyphilitique devait être continué après la disparition des symptômes au moins autant de temps qu'il en avait fallu pour les faire disparaître. Si cette règle avait été suivie pour Auguste H..... je n'aurais point à regretter une rechute, que des personnes prévenues ou de mauvaise foi pourront présenter comme un cas d'insuccès. Je dis de mauvaise foi, car la rechute n'a offert aucuns rapports de gravité avec la maladie primitive.

OBSERVATION DIX-SEPTIÈME.

—

Emma P..... (1), âgée de sept ans, d'une constitution lymphatique nerveuse, d'une extrême sensibilité, vint habiter Calais à la fin de l'année 1835. Jusqu'alors, elle n'avait éprouvé que les maladies ordinaires de l'enfance, sans qu'aucun symptôme fût venu annoncer l'affection à laquelle elle est en proie actuellement. Pendant l'hiver de 1835 à 1836, Emma fut atteinte d'une légère affection catarrhale, qui céda aux adoucissants conseillés par M. Gravis.

Au commencement du mois de mars 1836, cet honorable confrère fut appelé de nouveau ; il s'était alors développé sous l'angle gauche de la mâchoire inférieure des tumeurs qui étaient parvenues à maturité, et obligèrent d'en faire l'ouverture par une petite ponction avec la lancette. C'est alors que cette jeune enfant fut soumise à un régime tonique, composé de bon bouillon, de viandes de bœuf et de mouton rôties ou grillées, de vin de Bordeaux ; pour tisane une infusion de fleurs de houblon ; mais cette dernière boisson ne put être continuée, par suite de la répugnance invincible qu'éprouvait la malade. M. Gravis conseilla l'emploi de la flanelle sur tout le corps, l'exposition à un air sec et chaud,

(1) Le commencement de cette observation m'a été communiqué par M. le docteur Gravis, de Calais.

l'insolation et l'usage d'une tisane minérale composée de :

Chlorure de soude. . . . . . ℥ xij
Iode. . . . . ℥ ß
Eau distillée. . . . . ℔ j

Successivement diverses tuméfactions se développèrent aux pieds, à l'articulation huméro-cubitale droite,
sur la face postérieure de l'avant-bras gauche, au front
et à la joue. Alors M. Gravis conseilla, sur les diverses
tumeurs, des frictions avec la pommade suivante :

℞ Axonge. . . . . ℥ jv
Hydriodate de potasse. . ℥ j
Iode. . . . , ... ℈ j

Tous les matins, il fit prendre à la malade une cuillerée à café de teinture de gentiane, et le soir une
cuillerée à potage de sirop antiscorbutique ; il prescrivit
l'exercice en plein air, quand le temps le permettrait.

Sous l'influence de ce traitement, la constitution de
la jeune malade s'améliora sensiblement. Le teint devint
meilleur ; la plupart des tumeurs ou disparurent sans
s'abcéder, telles que celles de l'avant-bras et du pied
droit, ou se cicatrisèrent. Les mouvements de l'articulation huméro-cubitale, qui étaient très bornés, repri-
rent de l'amplitude.

Tels sont les renseignements que me donna M. de
Gravis sur Emma P..... le 27 septembre 1836, époque
où je fus consulté ; mais alors son état était bien changé.

Une plaie située au milieu du front, un peu au-dessus
de l'épine nasale, donnait issue à une énorme quantité

d'un pus séreux de mauvaise nature ; il existait à la joue droite deux plaies semblables qui ne suppuraient pas moins abondamment ; plusieurs ganglions étaient engorgés sous la mâchoire inférieure. L'articulation huméro-cubitale droite avait presque doublé de volume, quoique plusieurs ulcérations qui s'y étaient formées donnassent issue à une grande quantité de pus. L'avant-bras gauche s'était gonflé de nouveau ; le pied commençait aussi à redevenir malade, et la marche ne pouvait plus s'exécuter sans douleur, par suite d'un gonflement marqué et d'une petite ulcération. La santé générale était altérée, le teint était blafard, la peau du visage semblait infiltrée ; l'appétit était faible et l'amaigrissement marqué. Il y avait de temps en temps un peu de fièvre, qui revenait plus particulièrement le soir.

Je conseillai la continuation des moyens hygiéniques prescrits par mon estimable confrère de Calais, et j'adjoignis l'emploi du stannate d'or incorporé dans le chocolat, à la dose de 1/12e de grain : ce traitement ne fut commencé que vers le mois de novembre.

Février 1837. Depuis trois mois la maladie a pris beaucoup d'accroissement. Toutes les plaies suppurent avec une abondance extrême ; le gonflement de l'articulation huméro-cubitale a beaucoup augmenté, de nouveaux abcès s'y sont manifestés, et ont, par leur rupture spontanée, donné lieu à un écoulement abondant d'un pus de mauvaise nature. Le pied est devenu tellement malade que la petite fille peut à peine faire quelques pas. Madame P..... qui jusqu'alors avait habité alternativement Versailles et Paris, vint définitivement se fixer dans cette dernière ville, et habiter avec ses enfants un rez-de-chaussée humide, dans lequel la lumière ne pénétrait jamais, et où le renouvellement de l'air était fort difficile. C'est là qu'elle plaça un enfant dont l'état réclamait avant tout les soins hygiéniques les mieux entendus. Le traitement fut, du reste, continué avec augmentation progressive de la dose du stannate.

Mai. Depuis trois mois la maladie a fait peu de progrès, malgré le séjour continuel dans une localité si défavorable ; toutes les plaies suppurent beaucoup, mais le pus qui s'en écoule est de bonne qualité.

L'état général est peu satisfaisant ; de temps en temps la petite Emma a de la fièvre ; à plusieurs reprises elle a eu de la diarrhée et éprouvé une toux catarrhale très fatigante. Le teint est toujours pâle, blafard ; le pied est un peu mieux. Je profite de cette dernière circonstance pour engager la mère à faire promener la petite malade, ce qui est rendu plus facile par la venue de la belle saison. J'insiste sur le déplacement de la malade, et je conseille, par-dessus tout, le séjour à la campagne. Le traitement est du reste continué.

Juillet. Depuis la fin du mois de mai, quoique la jeune Emma habite Versailles, et que la santé générale soit moins mauvaise, il n'est point survenu d'amélioration dans les symptômes locaux. C'est à ce moment que des considérations étrangères au traitement, plus encore que son insuccès, furent cause de son abandon ; depuis les premiers jours de ce mois, je n'ai plus entendu parler de la malade.

RÉFLEXIONS.

Ma bonne foi me faisait un devoir de publier cette observation malgré son résultat négatif, mais qu'il me soit permis d'analyser cet insuccès. Lorsque j'ai commencé à donner des soins à Emma P..... elle éprouvait une rechute ; car après le traitement conseillé par M. Gravis, toutes les plaies étaient cicatrisées, les engorgements dissous, et on peut dire que la cure parut complète. J'eus donc affaire à une rechute! Or, personne n'ignore que les rechutes sont toujours plus graves que la maladie primitive, ce qui est surtout vrai pour les affections scrofuleuses. En effet, les rechutes prouvent que la maladie est tout-à-fait constitutionnelle, et c'est dans la prévision de cette condition qu'il faut faire continuer le traitement long temps encore après la guérison. — Si maintenant j'examine les conditions hygiéniques dans lesquelles cette enfant a été placée, je vois que pendant un hiver long et rigoureux elle habitait une arrière-boutique qui ne recevait de lumière que par une cloison vitrée, et où le renouvellement de l'air ne se faisait que par une porte étroite, puisqu'il n'y avait pas même de cheminée dans cette pièce; pendant la nuit, elle était placée dans une pièce encore moins convenable; c'était une soupente de cinq pieds de hauteur, qui servait à plusieurs personnes, et où l'air se trouvait très promptement vicié. Si j'ajoute à ces circonstances la mauvaise saison dans laquelle le traitement a été commencé, on sera peu étonné de son insuccès. Que dis-je ? N'était-ce pas déjà un demi-succès, ou au moins une probabilité de succès, que d'avoir réussi à enrayer une maladie, qui menaçait de faire de si effrayants progrès? En effet, on voit pendant les trois premiers mois de traitement, alors que celui-ci n'avait pas encore été capable de modifier la constitution de la malade, on voit, dis-je, la maladie faire de rapides progrès ; mais bientôt, et à mesure que son action bienfaisante se fait sentir, la maladie reste stationnaire, malgré toutes les conditions hygiéniques si fâcheuses dont il vient d'être parlé. Que ne pouvait-on pas espérer de la continuation des moyens thérapeutiques mis en usage, aidés surtout des secours de l'hygiène? Il arrive, en effet, quelquefois que l'amélioration dans certaines maladies se fait long-temps attendre ; il ne faut donc pas désespérer de suite, et on doit savoir attendre. Ainsi, je rappellerai l'observation (n° 12) d'H***, qui a commencé son traitement en même temps que la jeune Emma, et chez lequel l'amélioration ne s'est fait remarquer qu'au mois de juin, et cependant ce malade est aujourd'hui guéri. Aussi, avec l'expérience que j'ai déjà de la méthode aurifère que j'emploie depuis quelques années, je ne considère pas le cas que je viens de rapporter comme un insuccès, mais comme un de ces cas si fréquents dans lesquels les malades s'impatientent de ne pas voir survenir en peu de temps un changement favorable. Mais voulût-on y voir un exemple de l'impuissance de la méthode aurifère, ce ne serait alors qu'une rare exception, qui ne pourrait point être un motif pour négliger les occasions d'administrer l'or. Le quinquina n'est-il pas considéré avec raison comme le spécifique des affections intermittentes? Et cependant dans combien de cas ne la voit-on pas échouer?

Septembre 1838. Le hasard m'a fait avoir dernière-ment des nouvelles d'Emma. J'ai su que depuis que j'ai cessé de lui donner des soins, elle a suivi sans résultats avantageux plusieurs traitements. Elle est alors entrée à l'hôpital des Enfants, où elle est restée long-temps, et dont elle est sortie sans amélioration. Enfin, fatiguée de traitements inutiles, Madame P..... se décida à aban-donner la maladie de sa fille aux seules forces de la nature, en la plaçant à Belleville dans des circonstances hygiéniques les plus favorables.

OBSERVATION DIX-HUITIÈME.

—

Mademoiselle P..... âgée de quinze ans et demi, réglée assez bien depuis un an, paraissant d'une assez bonne
constitution, bien développée pour cet âge, commença
à voir paraître, au mois de février 1834, un gonflement
des glandes du cou, celles-ci prirent lentement un accroissement assez considérable au mois d'août suivant ; à ce
symptôme fâcheux vint se joindre d'abord un gonflement de l'extrémité inférieure de la jambe, ce qui fut
attribué à la fatigue de la marche ; puis survint une
petite tumeur située à la région dorsale, dans le voisinage de la colonne épinière. Ces symptômes étaient
encore peu gênants au mois de février 1835, puisque la
jeune fille continuait de remplir tous ses devoirs dans la
maison de commerce où elle était placée depuis un an.
Cependant ses parents, commençant à s'inquiéter de son
état, qui ne faisait qu'empirer, se décidèrent à me l'a-
dresser à cette époque. Après un examen approfondi de
la maladie, je reconnus une affection scrofuleuse, et je
prévins de suite les parents de la gravité de la maladie
et de la longueur du traitement qui devait être employé
avec persévérance ; ils consentirent à me laisser commencer le traitement, consistant dans un régime tonique,
dans le repos, indiqué surtout par le gonflement de l'extrémité inférieure du tibia (en effet, cette tuméfaction
n'avait point son siége dans la peau ou le tissu cellulaire
sous-cutané, mais bien dans le tissu osseux lui-même)
et dans l'usage journalier du stannate d'or, à la dose de
1/8ᵉ de grain incorporé dans de l'extrait de fumeterre.

Juin. Depuis trois mois que mademoiselle P..... observe le repos, les règles sont mal venues, elles retardent chaque mois, et elles sont peu abondantes ; la santé générale reste bonne, l'appétit est excellent ; les symptômes locaux ont peu augmenté ; ils paraissent enrayés. Toutefois, l'état de la jambe a un peu empiré ; ainsi il s'y est développé une petite tumeur de la grosseur d'une amande ; elle s'est enflammée et a formé un petit abcès, que j'ai ouvert avec la lancette, et duquel s'est écoulée une petite quantité de pus mal lié, comme celui des abcès scrofuleux.

A cette époque, les parents ayant éprouvé un dérangement notable dans leur fortune, et la santé de la mère étant trop altérée pour continuer de donner des soins à sa fille, et surtout prévenus par moi que le traitement commencé devait durer long-temps encore pour parvenir à la guérison de cette maladie, les parents se laissèrent aller aux conseils d'amis, qui les engagèrent à faire suivre à leur fille le traitement du docteur *Vauve*, traitement qui devait avoir des résultats plus prompts. Après quelque temps de l'emploi de ce dernier traitement, leur espérance étant déçue, ils envoyèrent leur fille pendant quelques jours à la campagne ; et enfin, conseillés de nouveau, ils la firent entrer, au mois de juillet de la même année, à l'hôpital Saint-Louis, dans le service de M. Alibert, où elle périt neuf mois après son admission.

RÉFLEXIONS.

Sans préjuger ce qui aurait pu arriver si on avait eu de la persévérance dans l'emploi du traitement que j'avais conseillé, est-il déraisonnable de penser que s'il a eu assez de puissance pour enrayer la marche d'une maladie qui est devenue si désastreuse , il aurait eu celle de la guérir ? En effet , le mal avait fait des progrès , lents à la vérité, mais chaque jour plus marqués, jusqu'au moment de l'emploi du stannate d'or ; puis, pendant trois mois de son emploi, il est resté stationnaire ; ensuite , malgré les autres traitements, il a augmenté jusqu'à la mort de la malade. Devons-nous attribuer cela à l'effet du hasard qui m'aurait favorisé ? je ne le pense pas , et les observations consignées dans ce mémoire répondent péremptoirement à cette question.

OBSERVATION DIX-NEUVIÈME (1).

—

M. le baron de ... est né de parents qui paraissent fort sains, mais qui sont évidemment d'un tempérament lymphatique. Il était à peine âgé de quatre à cinq mois, quand, à la suite d'une coqueluche grave, il se manifesta un gonflement de la sixième vertèbre cervicale (*mal de Pott*) avec carie des os.

Il serait impossible d'exposer tous les traitements suivis par M. de... ; mais on indiquera ici sommairement ceux employés de 1827 à 1839, laps de temps pendant lequel ce jeune homme fut plus de vingt fois en danger de mort. — De 1827 à 1830, indépendamment des hivers passés à Pau, on a fait usage des eaux de Baréges, Saint-Sauveur, Eaux-Bonnes, Eaux-Chaudes et Bagnères-de-Bigorre. — En 1831, usage prolongé du sirop dépuratif du baron Larrey. — En 1832 et 1833,

(1) Cette observation m'a été fournie par M. le docteur A. Legrand.

eaux d'Enghien en bains et en boisson. — En 1834, 1835, 1836 et 1837, iode en bains et à l'intérieur.

Voici dans quels termes M. le baron de... rendait compte de l'état dans lequel il était à la suite des traitements par l'iode : palpitations de cœur très marquées ; douleurs de têtes nerveuses et souvent très violentes ; irritation vive des bronches, et au moindre refroidissement expectoration abondante et fatigante d'une *pituite* aqueuse ; irritabilité telle de l'estomac, qu'il est impossible qu'on achève un repas sans éprouver plusieurs vomissements.

L'année 1838 fut détestable, et voici le tableau que le malade traça lui-même de son état, quand il consulta M. Legrand (septembre 1838) : 1° douleurs dans tous les membres ; 2° pouls toujours très faible (130 à 140 pulsations) et grande atonie ; 3° quelques palpitations ; 4° appétit médiocre et fantasque ; 5° chaleur fiévreuse à la peau, altération ; 6° digestions lourdes, pénibles ; 7° sommeil interrompu et agité ; 8° dévoiement ; 9° enflure des joues et du cou qui se dissipe lentement ; ces deux derniers symptômes se montrent avec la plus grande facilité et *surtout au moindre refroidissement;* 10° œdème des extrémités inférieures. — C'est dans ces conditions que le malade commença l'usage de l'or divisé en frictions sur la langue, à la dose d'abord d'un quart de grain par friction, et en dernier lieu à celle de deux grains par jour, en deux frictions.

Ce traitement n'ayant procuré qu'une légère amélioration, qui porta surtout sur les organes de la digestion, une consultation eut lieu entre MM. Guersant père, P. Auvity et A. Legrand, et il fut convenu : 1° que le traitement aurifère serait repris ; 2° que l'usage de l'or

serait combiné avec celui des préparations ferrugineuses ; 3° que le malade prendrait tous les deux jours un
demi-bain avec quatre livres de sel et autant de colle
animale ; 4° que des moyens calmants (sirop de pointes
d'asperges, de pavot blanc ; pilules de cynoglosse) seraient adjoints, au besoin, à ceux précédemment indi-
qués ; 5° que des cautères volants seraient appliqués au
voisinage de la vertèbre malade. Les médecins prévinrent
en même temps la famille, par une *note confidentielle*,
qu'une maladie si ancienne, qui avait si profondément
altéré la constitution, ne pouvait avoir qu'une issue fatale.

Ce fut dans des conditions si fâcheuses (moins fâcheuses cependant que celles qui existaient au mois de
septembre 1838) que le traitement qui vient d'être indiqué fut commencé, et il fut continué du 5 février au
30 avril 1839. L'oxide d'or par la potasse fut donné
en frictions sur la langue à la dose de 1/10e de grain
d'abord, et porté en dernier lieu à celle de un grain par
friction, et en même temps le malade prit à l'intérieur,
et par doses aussi croissantes (de un grain à trois grains
par prises), le sous-carbonate et l'oxide noir de fer.

Le premier traitement avait assez raffermi la santé
pour que le baron de... pût passer l'hiver ; le second
procura une amélioration telle, qu'il put, le 30 avril
dernier, passer trois heures au Salon. En effet, il avait
alors un excellent appétit, et il digérait parfaitement
bien ; ses garde-robes étaient régulières ; le pouls était
plus fort et moins fréquent (80 pulsations), les forces
étaient revenues, l'enflure s'était lentement dissipée et
n'avait plus reparu depuis plus de six semaines.

Mais le 30 avril, après plusieurs jours d'un temps

magnifique, la température s'abaissa de plus de 15 de-
grés, et ayant eu très chaud au Salon, M.... éprouva un
refroidissement, et le lendemain il fut pris d'une pleurésie avec péritonite et péricardite. Cette triple inflammation fut combattue par les trois médecins signataires
des consultations, à l'aide de moyens appropriés à la nature de la maladie et à la constitution du malade, qui
succomba, le 9 mai 1839, à l'âge de vingt-six ans, par
suite de l'épanchement qui se fit dans les cavités formées
par les séreuses enflammées.

Mon ami le docteur A. Legrand, dont tout le monde
connaît la bonne foi scientifique, a désiré que ce fait
reçût de la publicité, parce qu'il paraîtrait qu'on a ac-
cusé le *muriate d'or* de la mort de M. ***, le muriate
d'or, dont il n'a jamais pris un atome.

M. Legrand, auquel sans doute personne ne contestera
sa grande habitude d'administrer les préparations aurifères, avait bien su ne faire choix pour ce malade, dont
la maladie avait acquis un si grand degré de gravité,
que des préparations les plus inoffensives, *l'or divisé,*
puis ensuite l'*oxide d'or par la potasse*, et chaque traitement avait procuré une amélioration marquée. Le
malade a évidemment succombé à une maladie inter-
currente, qui aurait pu être fatale pour bien d'autres
individus placés dans de meilleures conditions, mais
qui, pour lui, ne pouvait point avoir d'autre issue, que
celle qui a eu lieu et qui fut annoncée presque dès le
moment de l'invasion.

FIN.

INSTITUT DE FRANCE.

ACADÉMIE DES SCIENCES.

RAPPORT

SUR UN MÉMOIRE DE M. LE Dr A. LEGRAND,

INTITULÉ :

DE L'OR,

DANS LE TRAITEMENT DES SCROFULES*.

(Commissaires : MM. DUMÉRIL, et ROUX, rapporteur.)

L'Académie nous a chargés, M. Duméril et moi, de l'examen d'un mémoire qui lui a été présenté par M. le docteur A. Legrand, ayant pour titre : *De l'Or, dans le traitement des Scrofules*.

Le titre et l'objet de ce travail rappellent ceux d'un premier ouvrage plus étendu, qui a déjà été accueilli favorablement par l'Académie, et dans lequel M. Legrand a déjà préconisé l'or et plusieurs de *ses*

* Un volume in-8° (*en vente*), à Paris,
chez J.-B. Baillière, libraire, rue de l'École-de-Médecine, n° 13 bis.
Ambroise Dupont, *idem*, rue Vivienne, n° 7.
Goujon et Milon, *idem*, rue du Bac, n° 33.
Bourgeois-Maze, *idem*, quai Voltaire, n° 23.

préparations, comme agents thérapeutiques. Dans ce premier travail, il s'agissait de ce qu'on peut appeler la *Méthode aurifère*, dans le traitement des *maladies syphilitiques**. Zélé partisan et continuateur des vues de M. Chrestien, de Montpellier, M. Legrand y a rassemblé par centaines des faits qui, s'ils ne démontrent pas la spécificité absolue et l'efficacité constante des préparations d'or contre les divers symptômes de la maladie vénérienne, tendent au moins à établir que, dans beaucoup de cas, la méthode aurifère peut être substituée avec avantage aux autres méthodes de traitement antisyphilitique. M. Legrand n'a pas fait des efforts inutiles; ses vœux ont été exaucés jusqu'à un certain point; les préventions grandes qu'on avait conçues contre cette méthode ont fait place à une plus juste appréciation de ses effets, et les préparations d'or, si elles n'ont pas fait oublier les préparations mercurielles, ont au moins pris rang, dans l'opinion des praticiens, parmi les neutralisants du vice vénérien.

Ce que M. Legrand avait fait pour les maladies syphilitiques, il l'entreprend pour les maladies scrofuleuses. A bien prendre, ce sont deux parties, seulement distinctes, d'une même tâche qu'il s'est imposée, et qu'il poursuit avec un zèle et une ardeur qui sont dignes d'éloges. Le mémoire dont nous rendons compte n'est lui-même encore qu'une première partie de ses recherches sur les effets théra-

---

* Un volume in-8°, chez J.-B. Baillière, libraire.

peutiques de l'or dans les scrofules. Touts les faits qu'il renferme, et ce sont les faits qui abondent dans ce travail, plus encore que les considérations générales et les vues théoriques, ont rapport aux scrofules des parties molles. On sait que la peau, le tissu cellulaire, certaines parties du système muqueux, et plus encore les ganglions lymphatiques, soit extérieurs, soit intérieurs, sont, en faisant abstraction du système osseux et de ses annexes, les tissus organiques généraux sur lesquels le vice scrofuleux exerce plus particulièrement sa fâcheuse influence; on le voit, c'est le système lymphatique, au moins dans l'une de ses deux grandes divisions, plus d'autres systèmes d'organes, dans chacun desquels les vaisseaux absorbants ou lymphatiques abondent comme éléments de structure, en même temps qu'ils y remplissent des fonctions importantes. Si cela ne justifie pas pleinement, cela rend du moins plausible et soutenable jusqu'à un certain point l'hypothèse assez généralement répandue, que les scrofules sont une maladie spéciale du système lymphatique, soit qu'elles dérivent d'une altération de la lymphe, soit qu'elles aient pour cause immédiate un état d'atonie, de débilité, de langueur, de relâchement, ou d'affaiblissement vital de ce système organique lui-même. M. Legrand se propose de présenter plus tard à l'Académie le résultat de son expérience et de ses observations sur le même traitement par les préparations d'or, appliqué aux altérations des os d'origine scrofuleuse.

En attendant que M. Legrand ait achevé son œuvre, et rempli cette dernière partie de la nouvelle tâche qu'il s'est imposée, on peut toujours examiner la première, comme si elle formait un travail complet. Elle en forme un réellement, en ce sens, que celles des affections scrofuleuses auxquelles elle se rapporte, forment, entre toutes les affections de ce genre, une catégorie assez distincte; en ce sens encore, que les résultats auxquels M. Legrand est parvenu, que les succès qu'il a obtenus dans le traitement de ces affections scrofuleuses bornées aux parties molles, sont toujours chose acquise pour la science, quand même on ne voudrait en rien préjuger de favorable pour le traitement des affections scrofuleuses des os par les mêmes moyens, c'est-à-dire par les préparations d'or.

Rien n'est plus naturel que la pensée qui a présidé aux nouvelles recherches de M. Legrand, et nous concevons très bien comment, après avoir reconnu et constaté, par des faits multipliés, la puissance des agents thérapeutiques dont il s'agit, contre les maux d'origine vénérienne, ce praticien a dû songer à l'emploi des mêmes moyens dans le traitement de la maladie scrofuleuse ; maladie dont les symptômes, comme ceux de la maladie vénérienne devenue constitutionnelle, sont d'ailleurs quelquefois si persistants, si rebelles, si opiniâtres. Vraiment, il existe entre les affections syphilitiques et les affections scrofuleuses plus d'analogie qu'il ne le paraît au premier abord. Sans doute elles diffèrent sous le rapport de l'origine : les premières, c'est-à-dire les maladies vénériennes, peuvent être seulement ou accidentelles et nées d'une contagion, ou héréditaires et transmises par la conception : l'affection scrofuleuse est bien héréditaire aussi dans un assez grand nombre de cas; mais il ne paraît pas qu'elle puisse jamais être produite par contagion. Au lieu de cela, elle est souvent innée et simplement innée ; car beaucoup de sujets en apportent le germe en naissant, sans qu'il soit vrai et qu'on puisse dire qu'il leur a été transmis par les parents; et c'est chose trop commune de voir des familles nombreuses dans lesquelles un ou plusieurs enfants sont atteints de scrofules congéniales, les autres ayant en partage, comme leurs parents, une constitution saine et vigoureuse. Elle peut être endémique, c'est-à-dire, très commune dans certains pays, dans certains lieux, et développée là sous l'influence de l'air, des eaux et du sol, influence à laquelle s'adjoint nécessairement le concours de l'hérédité. Elle peut être accidentelle ou acquise, non pas, comme la maladie vénérienne, par l'intervention et sous l'influence d'un principe contagieux, mais par le seul fait de circonstances hygiéniques désavantageuses. Qu'on suppose un enfant né de parents sains, lui-même bien fort, bien portant, avec tous les éléments de vie, toutes les apparences d'une bonne constitution, chez lequel tout semble faire présager un heureux développement; qu'au lieu d'être environné de touts les soins dont notre enfance a tant besoin, il reçoive d'abord le lait d'une femme ou vieille ou mal portante, que plus tard il soit nourri d'aliments grossiers et mal préparés, qu'il soit mal vêtu et tenu dans la malpropreté, qu'il soit continuellement soumis sans précautions à toutes les intempéries de l'atmosphère, et qu'il ait pour demeure habituelle des lieux bas, froids et humides : il peut devenir, très probablement même il deviendra scrofuleux. Ainsi le deviennent tant d'enfants appartenant aux basses classes de la société, alors même que leur constitution n'était pas primitivement contaminée, mais soumis qu'ils ont été à toutes les causes les plus propres à faire naître un état de débilité et d'atonie dans tout l'organisme. Il faut aussi noter, comme trait distinctif entre l'affection scrofuleuse et l'affection vénérienne, que la première est toujours de prime abord générale ou constitutionnelle, tandis que (n'était le cas de transmission héréditaire, n'étaient encore quelques circonstances bien rares, où la syphilis s'annonce par des phénomènes qui dénotent une viciation générale de l'économie) elle ne devient constutitionnelle qu'après l'apparition de premiers symptômes, effets eux-mêmes d'une contagion immédiate ; elle n'est générale ou consécutive qu'après avoir été primitive et locale. Ajoutons que, dans sa cause, dans ce qui la constitue essentiellement, la syphilis a quelque chose de plus spécifique que l'affection scrofuleuse.

Mais comme la syphilis devenue constitutionnelle, les scrofules constituent une maladie essentiellement chronique : dans l'affection scrofuleuse , comme dans la syphilis constitutionnelle, et indépendamment de ce qui fait le caractère propre de chacune d'elles, le vice général de l'économie est marqué par l'atonie, par un certain degré d'imbécillité physique des organes. Même affinité de la syphilis et des scrofules pour certains organes, certains tissus, certaines parties où l'on voit se développer particulièrement les diverses lésions par lesquelles se traduit et s'exprime le vice général de l'organisation. Il y a d'ailleurs, sinon identité parfaite, entière et complète similitude, du moins analogie des plus grandes entre leurs symptômes respectifs; et bien qu'en général ces symptômes aient pour chacune des deux affections une physionomie qui en décèle l'origine et le caractère, il est certain aussi que, dans beaucoup de cas, ils empruntent la manière d'être des uns des autres, à tel point, qu'avec le plus grand talent d'observation, il peut arriver qu'on prenne une syphilis ancienne et constitutionnelle pour une affection scrofuleuse, et réciproquement une affection de cette dernière sorte pour une maladie vénérienne. Toutes ces circonstances ont servi de base à l'opinion, assez étrange d'ailleurs, professée par quelques médecins, que les scrofules ont pour origine première , pour souche la syphilis; qu'elles ne sont que cette dernière métamorphosée. Sans consacrer cette hypothèse, on peut admettre qu'il existe certains rapports entre ces deux cachexies, et qu'elles peuvent comporter l'application des mêmes méthodes de traitement. Et en effet, l'expérience de chaque jour démontre qu'elles sont attaquables, et attaquables avec succès, par les mêmes moyens thérapeutiques.

Comme touts les autres métaux, l'or a été mis dès long-temps à contribution par la médecine : dès long-temps, il a été compté au nombre des plus puissants modificateurs de l'économie animale ; et depuis les Arabes, qui en ont les premiers introduit et recommandé l'usage intérieur, il n'a pas cessé d'être considéré comme un des excitants les plus énergiques. Mais il s'en faut qu'il n'y ait qu'une seule et même manière de voir sur les bons effets qu'on peut retirer d'un médicament aussi actif, sur les circonstances dans lesquelles il convient le mieux de l'employer. En ce qui concerne d'autres métaux et leurs diverses préparations, la science a fait plus de progrès ; du moins s'accorde-t-on plus généralement sur leur mode d'action, et sur le degré de confiance qu'il faut leur accorder. Cela est vrai particulièrement des *préparations de* FER, de BISMUTH, d'ARGENT, de ZINC, d'ARSENIC, de MERCURE, etc. D'où vient que l'opinion est encore flottante et incertaine relativement à l'utilité des *préparations d'*OR, et que tandis qu'on ne conteste pas leur puissante énergie, leur action stimulante à un haut degré, il y ait encore ant d'esprits prévenus contre leur usage, et qui doutent qu'on puisse en obtenir des effets thérapeutiques à peu près constants et suffisamment calculables? C'est probablement que les expérimentateurs se sont trop promptement découragés; c'est qu'ils n'ont pas mis dans leurs essais toute la suite, toute la persévérance nécessaire pour arriver à des résultats qui ne laissent plus le moindre prétexte au doute et à l'incertitude. Peut-être aussi que pour ce qui concerne en particulier les affections scrofuleuses, la vogue extrême dont jouissent depuis quinze ou vingt ans l'IODE et *ses préparations*, dont ne s'accommodent cependant pas, il faut le dire, toutes les constitutions, a détourné des recherches dont la *Méthode aurifère* aurait pu être l'objet. Toujours est-il que, soit pour contester, soit, au contraire, pour soutenir l'efficacité des *préparations d'*OR dans le traitement de certaines affections chroniques, particulièrement dans celui des affections scrofuleuses, on aurait peine à rassembler jusqu'à présent des faits imposants par leur nombre et par leur caractère.

Il existait donc dans la science à cet égard une véritable lacune. M. Legrand s'est efforcé de la remplir, et vos commissaires ne sauraient trop louer les soins qu'il a pris pour réunir en un seul faisceau des observations qui perdaient de leur valeur parce qu'elles étaient trop éparses, trop disséminées, et plus encore le zèle avec lequel il a soumis lui-même un assez grand nombre de sujets atteints de scrofules, au seul traitement par les préparations d'or. Une chose remarquable, et qui semble imprimer à beaucoup de faits consignés dans le travail dont nous rendons compte, un caractère particulier, et surtout les rendre plus décisifs, plus concluants, c'est que, parmi les individus sur lesquels M. Legrand a expérimenté, il s'en est trouvé qui, pendant toute la durée du traitement auquel ils étaient soumis, sont restés au milieu des circonstances hygiéniques les plus désavantageuses , à cause de leur état habituel d'indigence ; et néanmoins la marche, les progrès de l'affection scrofuleuse dont ils étaient atteints ont été enrayés ; des accidents graves se sont dissipés sous l'empire et par le seul usage des préparations d'or, puisqu'on ne pouvait faire concourir au traitement ni le bon air, ni la bonne nourriture, ni les soins de propreté, aucune enfin des conditions hygiéniques dans lesquelles il est si avantageux de pouvoir placer les sujets atteints de scrofules. De tels faits sont concluants au dernier point, et démontrent au-delà de toute espèce de doute le parti avantageux qu'on peut tirer du traitement par la méthode aurifère dans la maladie scrofuleuse.

Comme pour la maladie vénérienne, l'or peut être administré contre les scrofules de différentes manières et à différents états. En frictions faites à l'extérieur, et comme moyen d'agir plus ou moins directement sur des parties qui sont le siége d'engorgements chroniques, et de travailler à la résolution de ces engorgements dont les ganglions du système lymphatique sont le siége le plus ordinaire, ou bien encore pour le pansement des ulcères scrofuleux, c'est l'or *pur* qui convient le mieux. Il doit être mis préalablement à l'état de poudre impalpable : un corps gras, comme l'axonge, sert d'excipîent ; on l'y incorpore dans la proportion de 1/60ᵉ environ ou de quatre à cinq grains par demi-once. Toutefois cet or *divisé*, soit par des moyens mécaniques, soit par des procédés chimiques, n'est pas dénué d'action comme modificateur général de l'économie. On peut donc aussi l'administrer comme ses oxides, comme les sels dont il forme la base, pour agir à l'intérieur, soit en pilules ou en pastilles, soit au moyen de frictions faites sur la langue. Seulement, c'est chose démontrée par les recherches de M. Legrand, et par les observations d'autres praticiens, que l'or *pur*, bien qu'infiniment divisé, n'a point alors une puissance médicamenteuse égale à celle des oxides ou des sels : l'action en est beaucoup plus douce. On peut faire la même observation à l'égard de touts les métaux dont l'usage est consacré en thérapeutique. Au-dessus de l'or *divisé*, sous le rapport de la puissance d'action, il faut placer l'*oxide d'or par la potasse*, puis l'*oxide d'or par l'étain*, autrement appelé *stannate d'or*, puis enfin le *perchlorure d'or et de soude*, plus généralement désigné sous le nom de *muriate d'or et de soude*. Ces dernières préparations sont incontestablement les plus actives, et elles le sont à tel point, qu'on ne peut et qu'on ne doit les administrer qu'à la dose d'un quinzième, d'un douzième ou d'un dixième de grain. A dose plus forte, elles produiraient une perturbation dans l'économie. Toutefois cette perturbation ne serait point comparable à celles que peuvent produire, et ne produisent que trop souvent, d'autres oxides ou sels métalliques, tels que ceux d'ANTIMOINE, d'ARSENIC, de MERCURE. Ceux-ci sont essentiellement âcres et corrosifs : appliqués sur un organe, ou portés à l'intérieur dans un trop grand état de concentration, ils déterminent une irritation des plus violentes, bientôt suivie, dans certains cas, d'une véritable désorganisation : ce sont de violents poisons ; et parmi ces corps, il en est qui semblent avoir pour certains organes une funeste affinité; telles sont, par exemple, les *préparations arsenicales*, dont l'introduction dans l'économie par quelque voie que ce soit, et alors cependant qu'elles n'ont point été ingérées, est constamment suivie du plus grand désordre dans les fonctions de l'estomac et des intestins, avec altération de la structure de ces organes. Les *préparations aurifères* possèdent seulement au plus haut degré la propriété excitante, et les phénomènes graves qui pourraient résulter de leur usage trop peu calculé et trop peu mesuré, ont seulement le caractère d'une stimulation générale portée à l'excès. De là vient qu'administrées avec mesure, avec circonspection, elles ne sont jamais nuisibles, alors même qu'elles ne produisent pas les bons effets thérapeutiques sur lesquels on croyait pouvoir compter : de là vient qu'un des premiers effets de leur introduction dans l'économie, effet presque constant, c'est une activité plus grande des fonctions du système digestif : de là vient encore qu'on peut impunément en continuer l'usage bien plus long-temps que cela ne pourrait être pour les préparations de MERCURE, d'ARSENIC. N'était qu'elles

doivent être administrées dans des proportions infiniment moindres, elles rentreraient sous se rapport
dans la catégorie des *préparations ferrugineuses.*

Nous ne croyons pas devoir entrer dans de plus
grands développements sur le travail que M. Legrand
a présenté à l'Académie, moins encore voudrions-nous
analyser les faits qui y sont consignés. Ces faits, en
nombre considérable, sont fort analogues entre eux :
ils ne diffèrent guère que sous le rapport du degré
auquel était parvenue la maladie scrofuleuse, et des
formes, nécessairement un peu variées, sous lesquelles elle se présentait chez les sujets qui ont été soumis à l'épreuve du traitement par la méthode aurifère. Nous ne pouvons que chercher à en saisir le
principal caractère et les conséquences générales.
Or, touts ces faits, qui pour la plupart sont particu-
liers, sont propres à M. Legrand (quelques uns
ayant été communiqués par d'autres praticiens);
touts ces faits, disons-nous, sont empreints d'un caractère d'exactitude et de vérité, et nous hésitons
d'autant moins à les adopter, que nous avons vu plusieurs malades traités par les préparations d'or en
voie de guérison, ou tout-à-fait délivrés de l'affection scrofuleuse dont ils avaient été atteints; quelques uns portaient les traces ou les stigmates, si
souvent inévitables, toujours indélébiles, et en quelque sorte caractéristiques, de leur affection passée.

Vos commissaires comprennent parfaitement les
vœux de M. Legrand; ils y applaudissent, et en forment avec ce médecin, ami des progrès de l'art, pour

que les résultats qu'il a obtenus ne soient pas perdus
de vue, et pour qu'ils soient, au contraire, un encoura-
gement à de nouvelles expérimentations. Ils espèrent
que la méthode aurifère, appliquée au traitement
des maladies d'origine et de nature scrofuleuse, rece-
vra la sanction du temps et de l'expérience. Toutefois, dût-elle n'être que ce que sont tant d'autres
méthodes connues pour le traitement des scrofules,
dût-elle être placée seulement sur la même ligne, et
ne mériter que le même degré de confiance, il faudrait encore la considérer comme une conquête utile
pour la science. En effet, les maladies chroniques,
bien plus encore que les maladies aiguës auxquelles
l'homme est exposé, se refusent, par leur caractère,
à ce qu'un même système de traitement, un
même agent thérapeutique soit appliqué à chacune, toujours de la même manière, chez touts
les sujets indistinctement, constamment, avec les
mêmes avantages. On est heureux de pouvoir choi-
sir, pour chaque cas en particulier, entre diverses
méthodes de traitement qui, considérées en elles-
mêmes seulement, sembleraient offrir la même puissance, et promettre la même efficacité : et dans ce
choix on a égard à l'âge des sujets, à leur constitution naturelle, qu'il ne faut pas confondre avec leur
constitution pathologique, aux conditions dans lesquelles ils vivent, et à d'autres circonstances qui,
ici comme ailleurs, compliquent les problèmes de
la médecine pratique, mais qui n'empêchent pas que,
bien que ses calculs reposent sur des données pure-

ment intellectuelles, elle n'ait aussi son degré de certitude et de probabilité.

En définitive, les recherches et les observations de M. A. Legrand sur l'usage des préparations d'or dans le traitement de l'affection scrofuleuse, encore bien qu'elles n'aient trait qu'aux scrofules des parties molles, offrent déjà néanmoins un intérêt réel, en même temps qu'elles tendent à un but évidemment utile. Elles mettent en relief une méthode thérapeutique des scrofules dont les avantages étaient jusqu'alors fort contestés. Elles méritent donc l'approbation de l'Académie, et vos commissaires pensent que M. Legrand doit être invité à poursuivre et à compléter le plus tôt possible la tâche qu'il s'est imposée. Un nouveau travail, qui aurait l'importance et le mérite de celui dont nous venons de rendre compte, lui ferait acquérir des droits à un témoignage encore plus éclatant de la satisfaction de l'Académie.

Signés DUMÉRIL, ROUX, *rapporteur.*

L'Académie adopte ces conclusions.

Certifié conforme :

Le secrétaire perpétuel,

FLOURENS.

Extrait des comptes-rendus des séances de l'Académie des sciences, séance du 27 février 1837.)

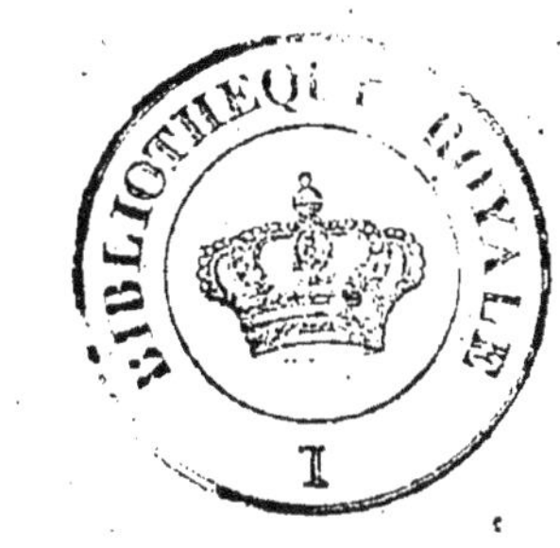

RAPPORT

FAIT À L'ACADÉMIE ROYALE DES SCIENCES,
PAR M. LE PROFESSEUR MAGENDIE,
SUR L'OUVRAGE DU Dr A. LEGRAND (1).

« L'Académie m'a chargé de lui rendre compte de l'ouvrage de M. le docteur A. Legrand, qui traite de l'*Emploi de l'or de préférence au mercure, dans le traitement des maladies syphilitiques*.

» L'auteur commence par un examen des travaux de ses prédécesseurs sur le même sujet, fait connaître la manière dont ils ont administré ce médicament, et discute ensuite leurs observations, dont il a enrichi son ouvrage, ainsi que les méthodes qui lui semblent offrir le plus d'avantages. Il croit que les formes sous lesquelles l'or peut être donné avec le plus de succès, sont : 1° l'or métallique *réduit à un extrême état de division* ; 2° *l'oxide d'or par la potasse* ; 3° *l'oxide d'or par l'étain* ; 4° *le perchlorure d'or et de sodium*.

» Sous ces diverses formes, l'or, donné dans des circonstances convenables et avec les précautions nécessaires, a pour effet, selon l'auteur, d'exciter d'une manière douce et durable les fonctions des voies digestives ; aussi la plupart des malades engraissent-ils pendant la durée du traitement. Ils éprouvent du bien-être, et sont en conséquence plus gais ; ainsi se trouve justifiée, jusqu'à un certain point, l'assertion des médecins d'autrefois, qui prêtaient à l'or des propriétés *hilariantes*. Ce sont ensuite les systèmes artériel, veineux et lymphatique qui sont excités ; ce qui détermine ces mouvements critiques par les sueurs ou par les urines, auxquels M. A. Legrand attache la plus grande importance, car il pré-

---

(1) DE L'OR, de son emploi dans le traitement de la syphilis récente et invétérée, et dans celui des dartres syphilitiques ;

DU MERCURE, de son inefficacité et des dangers de l'administrer dans le traitement des mêmes maladies, *avec une appréciation du traitement antiphlogistique*.

DEUXIÈME ÉDITION, précédée du rapport fait à l'Académie royale des sciences, par M. le professeur Magendie.

Un volume in-8. Prix : 5 fr., et 6 fr. 50 c. par la poste. — A Paris, chez J.-B. Baillière, libraire, rue de l'École-de-Médecine, 13 *bis*.

tend que ce sont ces crises, seules qui procurent la guérison. Quant aux accidents, M. A. Legrand paraît en redouter peu, surtout de l'or *divisé* et des *oxides ;* aussi recommande-t-il expressément, lorsque la cure par le sel aurifère ne marche pas convenablement, de le remplacer par une de ces trois préparations.

» Nous ne suivrons pas l'auteur dans la partie de son livre où il cherche à prouver la supériorité de la méthode aurifère sur la méthode mercurielle ; le temps et l'expérience seuls décident de semblables questions. Disons seulement que l'auteur a ingénieusement procédé pour prouver les désastreuses conséquences du mercure au milieu de nos organes, puisqu'il a étudié les effets de ce métal, si facilement absorbé (1), sur l'homme sain, où il a pu les reconnaître indépendants de toute autre cause morbide. C'est toujours dans ce même but, de prouver la supériorité de la méthode aurifère, que dans ces deux derniers chapitres il a réuni *cent quarante-cinq observations de syphilis primitives, anciennes et constitutionnelles, qui avaient résisté à un ou plusieurs traitements par les mercuriaux seuls ou combinés aux sudorifiques, qui ont toutes cédé à l'administration des aurifères.*

» L'ouvrage de M. A. Legrand, livre tout pratique, puisqu'il renferme près de *quatre cent cinquante observations,* offre un résumé bien fait de ce que l'on a de positif relativement à l'emploi d'un médicament dont les effets ne sont pas généralement étudiés, et ainsi sa lecture peut être utile, surtout aux jeunes médecins, qui ont peu d'occasions d'observer eux-mêmes ces effets.

» Ce livre fait honneur au zèle et au talent de son auteur. »

Avant ce rapport, si flatteur pour l'auteur, déjà M. le docteur Duhamel avait bien voulu entretenir de ses travaux le Comité médical de la Société protestante. Il le fit avec grands détails et en connaissance de cause, car, avant d'apprécier, dans

(1) M. Darcet a acquis, par ses ingénieuses recherches, la connaissance de ce fait important, que l'or métallique, sans doute à cause de sa grande divisibilité, n'est pas moins facilement absorbé que le mercure. Ce savant distingué a retrouvé ce métal dans presque toutes les sécrétions des ouvriers qui le travaillent, mais surtout dans leurs excréments, qui, desséchés et brûlés, en fournissent dans une portion notable. On le retrouve aussi dans la poussière résultant du grattage des murs, dans les eaux qui ont servi à laver le linge des ouvriers ; de sorte qu'il reste prouvé que ces ouvriers sont aussi, comme ceux qui manipulent le mercure, dans une *atmosphère métallique,* mais qui ne leur occasionne aucune des maladies produites par les émanations mercurielles, ni aucun autre inconvénient. (*Note du Dr A. Legrand.*)

un rapport, la méthode aurifère, il l'essaya. Juge sévère et impartial, avant de consentir à donner son assentiment à ce mode de traitement, il voulut s'assurer de sa supériorité sur la méthode mercurielle, et il ne se prononça que lorsque des faits personnels eurent dissipé ses doutes à ce sujet. Nous allons donner ici quelques extraits du rapport de M. Duhamel.

« C'est dans le chap. X que l'auteur fait mieux ressortir les précieux avantages des préparations aurifères. Il rapporte un très grand nombre d'observations (145) de guérisons de syphilis qui avaient résisté aux préparations mercurielles et qui ont cédé aux aurifères ; c'est donc là qu'on voit toute la puissance de ce dernier métal. Aussi est-ce en parlant des affections pour ainsi dire chroniques, ou mieux qui avaient été réfractaires aux préparations mercurielles, que le célèbre Percy dit, dans son rapport à l'Institut, sur le Mémoire envoyé par M. Chrestien, que *c'était là le triomphe de l'*or ! Je ne puis m'empêcher de signaler à l'attention des lecteurs les observations 342 et 371 dont les sujets offraient les symptômes syphilitiques les plus graves. Le n° 342, après avoir fait en vain trois traitements, 1° par le sirop de Cuisinier avec le sublimé et les tisanes sudorifiques ; 2° par la liqueur de Van-Swiéten pendant un temps assez long ; 3° par les frictions mercurielles et le sirop de M. le baron Larrey, ne dut enfin sa guérison qu'à un traitement de cent quarante jours, par six grains de perchlorure d'or et de sodium et cent quarante-trois grains d'or divisé. Le sujet de la deuxième observation est une femme qui avait depuis vingt ans une syphilis constitutionnelle offrant des symptômes généraux et locaux formidables. Cette maladie résista à six traitements mercuriels, et ne céda enfin qu'à l'emploi très prolongé de l'oxide d'or en frictions sur la langue. Quinze années se sont écoulées depuis ce dernier traitement, sans qu'aucun symptôme syphilitique soit venu démentir ce beau triomphe des préparations aurifères. »

Qu'il nous soit permis de citer encore la fin du rapport de M. Duhamel, que son étendue seule a pu nous empêcher de transcrire ici en entier.

« Nous devons, messieurs, voter des remerciements à M. le docteur A. Legrand, qui a attiré l'attention des médecins sur ce nouvel agent thérapeutique, et a prouvé l'efficacité d'un médicament dont le mérite apprécié depuis nombre d'années dans le midi de la France, n'était regardé à Paris que comme un moyen peu utile et présentant beaucoup d'inconvénients

et même de dangers dans son administration. M. le docteur Chrestien de Montpellier, qui a inventé et fait connaître ce médicament dans sa *Méthode iatraleptique*, n'a pas donné à l'appui de son opinion, et ne pouvait d'ailleurs pas donner à cette époque un assez grand nombre de faits nécessaires pour porter la conviction dans les esprits sur une matière aussi grave. C'est là ce que vient de fair enôtre collègue, qui a réuni une masse considérable d'observations (451) recueillies par un grand nombre de médecins (62) de différents pays, parmi lesquels nous remarquons avec plaisir des hommes du plus grand mérite et dont la véracité est généralement reconnue. La plupart de ces auteurs ajoutent, dans leurs lettres d'envoi à M. Chrestien, qu'ils pourraient encore fournir un grand nombre d'observations semblables. Ces faits sont l'argument le plus fort qu'on puisse opposer aux détracteurs de la méthode aurifère et pourront contre-balancer avec avantage le petit nombre de ceux sur lesquels se sont appuyés des médecins pour discréditer ces préparations. Ils serviront de réponse aux assertions de l'auteur des articles *syphilis* de plusieurs dictionnaires de médecine, qui, dans l'un deux, s'exprime en ces termes : « L'or *et le platine* (1) *sont aussi parfois employés con-*
» *tre la syphilis; mais quoiqu'on ait voulu faire de ce premier*
» *métal une panacée infaillible contre tous les symptômes que*
» *cette maladie fait naître, soit primitivement, soit consécutive-*
» *ment, je ne connais pas de cas bien déterminés dans lesquels*
» *on puisse compter à l'avance sur son efficacité pour la combattre.*
» *On a cependant cru pouvoir lui attribuer la guérison de quel-*
» *ques infections altérées dans leur type primitif et dégénérées*
» *par des traitements mercuriels incomplets ou mal observés, ou*
» *bien encore modifiés par leurs complications avec d'autres ma-*
» *ladies chroniques plus ou moins graves. Sous ce rapport, ces*
» *deux métaux peuvent être assimilés à plusieurs autres substan-*
» *ces qu'on a aussi, à différentes époques, recommandées comme*
» *antisyphilitiques, telles que l'Ammoniaque liquide, l'Astragale,*
» *la Saponaire, le Lobelia syphilitica et quelques autres qui ne*
» *comptent qu'un petit nombre de succès dans des circonstances*

(1) Je ne saurais comprendre le rapprochement que fait l'auteur de l'article cité du PLATINE avec l'or, *comme antisyphilitiques.* M. Chrestien d'abord, avec la limaille de platine, feu Cullerier ensuite avec l'hydrochlorate de ce métal, ont à la vérité fait quelques essais, mais tous deux ont reconnu son inefficacité presque absolue pour combattre la syphilis.

(Note du Dr A. Legrand.)

» *tout-à-fait exceptionnelles, et lorsque par des causes quelcon-*
» *ques, beaucoup de médications, ordinairement efficaces, ont été*
» *sans effet.*

» Vous voyez, messieurs, avec quelle légèreté un homme
» qui jouit d'une grande réputation et qui s'occupe spéciale-
» ment de l'étude de la syphilis, parle d'un médicament dont
» les propriétés antisyphilitiques sont si bien constatées. Il est
» difficile de supposer que le médecin de Paris n'ait jamais
» entendu parler des succès obtenus en si grand nombre dans
» le midi de la France; et même encore le rapport fait par le
» savant Percy à l'Institut, n'était-il donc pas assez favorable
» pour l'empêcher de comparer l'efficacité de l'or à celle de
» l'Ammoniaque, de l'Astragale, etc. »

Le rapport du docteur Duhamel se termine par une observation de syphilis constitutionnelle grave, rebelle, à un traitement mercuriel, et qu'il a guérie par la méthode aurifère.

RAPPORT SUR LE MÊME OUVRAGE

FAIT A LA SOCIÉTÉ DE MÉDECINE DE NIORT,

Le 15 mai, année 1836.

Messieurs,

Vous nous avez chargés, MM. Lesage, Assegond et moi, de
vous présenter un rapport sur un ouvrage dont M. le docteur
A. Legrand vient de faire hommage à la Société. Ce médecin
veut réformer le traitement de la syphilis; il prétend que dans
cette affection l'emploi systématique du mercure et des antiphlogistiques est nuisible ou tout au moins inutile, et il propose de remplacer ces médicaments par certaines préparations
aurifères.

Ces préparations sont au nombre de quatre, savoir : le perchlorure d'or et de sodium, l'oxide d'or par la potasse, l'oxide
d'or par l'étain, et l'or réduit à un extrême état de division.

Sous ces diverses formes, l'or donné prudemment n'a jamais
produit, selon l'auteur, d'accidents notables; bien loin de là,
l'estomac acquiert, sous son influence, plus de force et d'énergie, la digestion s'opère avec plus de rapidité, le corps prend
plus d'embonpoint, aucune fonction n'est troublée; il n'y a
pour l'ordinaire qu'une augmentation dans la sécrétion des

urines et de la transpiration, sortes d'évacuations critiques que M. Legrand regarde comme seules médicatrices; il cite à l'appui de sa méthode 217 observations qui rendent incontestable la haute efficacité de l'or seul, pour guérir les maux vénériens.

Le mercure est signalé, au contraire, par notre auteur, comme un agent thérapeutique funeste et inefficace. En constatant les symptômes morbides dont on l'accuse sur des personnes non contaminées, mais qui par la nature de leurs travaux se trouvent continuellement exposées à l'action de ce médicament; il prouve que les qualités nuisibles de ce métal lui appartiennent en propre; il démontre par des exemples qu'au lieu de guérir la syphilis, il donne généralement lieu à des accidents souvent plus graves que la maladie qu'il est appelé à combattre; mais ce qui semble devoir porter le dernier coup aux propriétés antisyphilitiques du mercure et exalter en même temps celles de l'or, ce sont les deux derniers chapitres de l'ouvrage où il est fait mention de 145 observations de syphilis, tant primitives que constitutionnelles, où les aurifères se sont montrés efficaces après les mercuriaux employés sans succès.

Quant aux antiphlogistiques, M. A. Legrand, moins exclusif que plusieurs syphiliographes de l'époque, ne les rejette pas entièrement; il conseille d'y avoir recours quand on veut éteindre certains accidents inflammatoires concomitants; mais toutes les fois qu'on a des raisons de croire à l'existence de la syphilis, il pense qu'il serait absurde et même dangereux de lui appliquer cette méthode curative générale; il assure qu'elle a souvent permis la récidive de symptômes anciens, souvent même le développement de symptômes nouveaux, et, cette fois-ci encore, il fait reposer ses divers raisonnements sur des faits.

Telles sont les idées sommaires de l'ouvrage de M. le docteur A. Legrand, sur lequel nous n'avons d'ailleurs que quelques réflexions à vous adresser.

Mises en usage dès l'année 1811, les préparations aurifères ont reçu la sanction d'un grand nombre de médecins aussi distingués par leur mérite que par leur longue expérience, et si les suffrages n'ont pu balancer jusqu'ici le poids du scepticisme, il faut en accuser sans doute le vide où se trouvait la science de faits nécessaires en pareille matière, pour porter la conviction dans les esprits. C'est cette lacune que M. Legrand vient de remplir avec non moins de talent que de bonheur ; son ouvrage, monument précieux de thérapeutique, est un vaste répertoire médical, où l'on trouve plus de 450 observations d'individus attaqués de syphilis aiguës ou chroniques, qui, après avoir épuisé les ressources communes de l'art, ont recouvré la vie et la santé par l'emploi qu'ils ont fait de la méthode aurifère. Ce colosse de preuves administrées, non seulement par l'auteur lui-même, mais encore par plusieurs praticiens d'une haute capacité et d'une véracité reconnue, ne saurait manquer de faire, à cette méthode, de nombreux partisans, car la routine et la prévention cèdent, tôt ou tard, en présence des chiffres et des faits les mieux constatés.

Cependant, messieurs, comme il est peu de maladies qui, depuis la fin du quinzième siècle, aient autant que la syphilis fixé l'attention des médecins philanthropes ; comme il en est peu aussi sur la nature et le traitement de laquelle il existe un plus grand nombre d'opinions diverses, votre commission, pour prononcer en dernier ressort sur le degré de bonté de la méthode aurifère, pour la bien juger, en un mot, croit qu'il n'y a que l'expérience au lit du malade ; aussi me permettrai-je de vous rappeler ici quelques essais faits sous nos yeux et dont la plupart ont été couronnés par le succès. Un individu affecté d'ulcérations syphilitiques aux jambes a été débarrassé par le perchlorure d'or et de sodium de cette infection dégoûtante qui éloignait de lui toute société et l'incommodait continuellement lui-même ; deux autres faits, tout récemment recueillis par l'un des membres de la commission, sont du nombre de ceux qui attestent l'efficacité de la méthode en question dans la syphilis constitutionnelle et rebelle à l'action du mercure. Ces résultats en promettent d'autres ; ils justifient les idées de M. Legrand, et nous mettent en mesure d'apprécier la haute portée clinique de son travail.

C'est pourquoi, messieurs, nous vous proposons de l'accueillir avec tout l'intérêt qu'il mérite, de le placer à côté des plus précieuses monographies que renferment vos archives, et de voter avant tout des remerciements à son auteur.

Niort, le 5 juin 1836.

Le secrétaire-rapporteur,

Fontant, D.-M.

Le président de la Société,

Guillemeau, D.-M.

8

Ouvrage du même auteur :

DE L'OR DANS LE TRAITEMENT DES SCROFULES. Premier Mémoire (1).

Ce mémoire a aussi été l'objet d'un rapport fait à l'Académie royale des sciences, par M. le professeur Roux, qui termine dans les termes suivants :

« En définitive, les recherches et les observations de M. A. Le-
» grand, sur l'usage des préparations d'or dans le traitement
» de l'affection scrofuleuse, encore bien qu'elles n'aient trait
» qu'aux scrofules des parties molles, offrent déjà néanmoins
» un intérêt réel, en même temps qu'elles tendent à un but
» évidemment utile. Elles mettent en relief une méthode thé-
» rapeutique des scrofules dont les avantages étaient jusqu'a-
» lors fort contestés. Elles méritent donc l'approbation de
» l'Académie, et vos commissaires pensent que M. Legrand
» doit être invité à poursuivre et à compléter le plus tôt pos-
» sible la tâche qu'il s'est imposée. Un nouveau travail, qui
» aurait l'importance et le mérite de celui dont nous venons
» de rendre compte, lui ferait acquérir des droits à un témoi-
» gnage encore plus éclatant de la satisfaction de l'Académie. »

Signés DUMÉRIL, ROUX, *rapporteur.*

L'Académie adopte ces conclusions.

Certifié conforme :

Le secrétaire perpétuel,

FLOURENS.

(1) Broch. in-8, chez J.-B. Baillière, libraire, rue de l' École-de-Médecine, 13 *bis.* Prix : 2 fr.

Pour paraître en 1839, *du même au téro :*

DE L'OR DANS LE TRAITEMENT DES SCROFULES DES OS. Mémoire.

PARIS. IMPRIMERIE DE BOURGOGNE ET MARTINET,
rue Jacob, n° 30.